ullstein

Lydia Meyer

Sex und so

Ein Aufklärungsbuch für alle

Ullstein

Besuchen Sie uns im Internet:
www.ullstein.de

MIX
Papier | Fördert gute Waldnutzung
FSC® C021394

Originalausgabe im Ullstein Taschenbuch
1. Auflage September 2020
3. Auflage 2024

Umschlaggestaltung: zero-media.net, München nach einer Vorlage von Clara Fridolin Biller
Titelabbildung und Illustrationen im Innenteil: Clara Fridolin Biller
Satz: LVD GmbH, Berlin
Gesetzt aus der Komika und Amasis MT
Druck und Bindearbeiten: ScandBook UAB, Litauen
ISBN 978-3-548-06193-1

Inhalt

Vorwort

»Bist du eigentlich schon aufgeklärt?«, fragte meine Mutter mich irgendwann, als ich elf, zwölf oder 13 war. Kurz vorher hatten wir im Biounterricht ein paar Kondome über Bananen gezogen, und zwei Sexualpädagog*innen waren für ein paar Stunden zu uns in die Klasse gekommen, um das Gleiche noch mal mit Holzpenissen zu üben. Außerdem erzählte uns noch jemand, wie viel Blut wir während der Periode verlieren, und gab uns Binden mit, die nur wenige Stunden später durch die Schulflure flogen oder an den Türen der Parallelklassen klebten. Es gab ein paar Dinge abzuhaken: Pubertät, Hormone, heterosexueller Sex, Schwangerschaftsverhütung, Periode, Erektion. That's it. Themenwechsel. Endlich wieder über Osmose reden.

Über lesbischen und schwulen Sex sprachen wir genauso wenig wie über Geschlechtsidentitäten, Genderrollen, Konsens und Körpernormen. Lust, Pornos und Selbstbefriedigung waren genau so wenig Thema wie verliebt sein oder Druck und Mobbing. Wenn's um Verhütung ging, spielte lediglich die Schwangerschaftsverhütung eine Rolle. Dass Geschlechtskrankheiten vorkommen – und das gar nicht mal so selten –, erzählte uns niemand. Welche Hürden es zu nehmen gilt, wenn jemand einen Schwangerschaftsabbruch vornehmen lassen möchte, war ebenfalls kein Thema.

Dass man zu Sex auch Nein sagen kann, wie man dabei kommuniziert und dass sich das alles auch ganz schön komisch anfühlen kann, mussten wir selbst herausfinden. Und dass da Gefühle dranhängen, auch. Wie Frauen mit Frauen und Männer mit Männern schlafen, dass es trans Menschen gibt und dass Genitalien und Hormone allein noch kein Geschlecht ausmachen, lernte ich irgendwann durchs Internet.

»Bist du schon aufgeklärt?« klingt, als könne man all diese komplizierten Dinge, die mit Sex, Liebe und Erwachsenwerden zu tun haben, ganz einfach schnell impfen, und dann ist alles klar. Aber was soll Aufklärung eigentlich sein? Ist es dieses peinliche Gespräch mit den Eltern, die plötzlich unbedingt mit einem über Sex sprechen wollen? Ist es die Bio-Lehrerin, die mit der Klasse Kondome über Bananen zieht? Das Gespräch mit Freund*innen? Die Recherche im Internet? Achselhaare rasieren und beim nächsten Mal stehen lassen? Die Suche nach dem passenden BH? Verschiedene Menstruationsartikel ausprobieren? Ist es Sex selbst?

Viel wahrscheinlicher ist: Aufklärung dauert ewig. Manche Menschen merken erst mit 40, dass sie nicht heterosexuell sind, oder denken mit Ende 50 zum ersten Mal über ihre Geschlechtsidentität nach.

Schönheitsideale, Körpernormen und Geschlechterrollen beeinflussen uns und haben einen Einfluss auf unser Sexleben. Fast alles, was in diesem Buch besprochen wird, fängt mit der Pubertät an und geht ein Leben lang weiter. Es geht um Unsicherheiten, Druck und gesellschaftliche Normen, die uns alle betreffen und oft daran hindern, das zu mögen und zu tun, was wir möchten. Mit dem Erwachsenwerden können wir damit anfangen, diese Baustellen zu beackern – manche gehen dabei mit dem Bagger vor, andere sind behutsamer, und wieder andere brauchen viele Pausen. Und das ist alles okay.

In diesem Buch gibt es weder Sextipps noch Anweisungen, keine Anleitungen, kein Richtig und kein Gut oder Schlecht. Das hier ist kein Verhütungs- oder Sexratgeber, dafür gibt es viele andere gute Bücher, Ärzt*innen und das Internet. Die Lektüre soll einfach Mut machen, sich mit sich selbst, dem eigenen Körper und der Gesellschaft, in der wir leben, auseinanderzusetzen. Dieses Buch soll anregen, es liefert keine endgültigen Antworten, vielleicht wirst du nach dem Lesen sogar noch mehr Fragen haben als vorher. Sorry dafür ¯_(ツ)_/¯

Vermutlich kommen hier sehr viele Wörter vor, die du noch nie oder so, wie ich sie verwende, noch nie gehört hast. Da ist zum Beispiel die Rede von Menschen mit Eierstöcken und Menschen mit Penis statt von »Mann« und »Frau« – das mache ich, weil eine Gynäkologin in Wirklichkeit gar kein*e Frauenärztin ist, sondern eine Ärztin für Menschen mit Eierstöcken. Bei Geschlechterrollen ist dann wieder von Männern und Frauen die Rede. Das mache ich nicht, weil ich inkonsequent bin, sondern weil diese Kategorien in unserer Gesellschaft eine große Rolle spielen. Aber das wirst du beim Lesen schon merken. Ich bin weder Biologin noch Gynäkologin, weder Sexualtherapeutin, Pädagogin noch Psychotherapeutin, und alles, was ich hier schreibe, ist aus Beobachtungen, Erfahrungen, Erzählungen und Gesprächen mit anderen entstanden. Spoiler: Die meisten Menschen fühlen sich irgendwie komisch. In der Pubertät und weit darüber hinaus. Aber was soll »komisch« überhaupt sein? Ist das ein

Gefühl? Ein Abweichen vom Normalsein? Eine Begleiterscheinung von Wachstum? Keine Ahnung. Dieses Buch versucht jedenfalls, dafür zu sorgen, dass du dich ein bisschen weniger komisch fühlst.

Pubertät und so

Das größte Update unseres Lebens

Alle kennen sie, manche mögen sie, viele hassen sie, und die meisten Menschen finden sie einfach nur nervig und sind froh, wenn sie vorbei ist: Die Pubertät erfreut sich allgemein nicht gerade großer Beliebtheit. Aber in Wirklichkeit ist die Pubertät ziemlich faszinierend. Unser Körper schließt in dieser Phase nämlich ein Update ab, das zwar anstrengend, aber auch wahnsinnig spannend ist.

Zwischen dem zehnten und zwanzigsten Lebensjahr macht unser Körper ein paar ziemlich krasse Dinge mit uns. Wir wer-

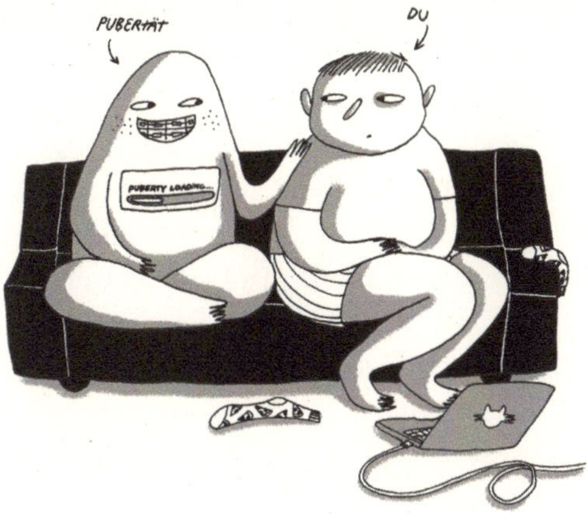

den geschlechtsreif, und der Körper baut sich selbst so um, dass er sich später mal fortpflanzen kann. Wir werden in dieser Zeit vom Kind zu einer Person mit funktionsfähigen Geschlechtsorganen, und alles verändert sich. Wir sehen plötzlich anders aus, riechen anders und bewegen uns vielleicht sogar anders. Wir haben Stimmungsschwankungen, unerklärliche Gefühle und finden Personen, die vorher ganz normale Buddies waren, vielleicht plötzlich auf eine ganz andere Art interessant. Wir bekommen Pickel, haben auf einmal das Verlangen, Deo zu benutzen, und als ob das nicht schon genug wäre, wachsen überall – dramatische Musik an – HAARE!

Einige Leute machen noch mal einen Satz nach oben und wachsen, andere bleiben so, wie sie sind. Bei allen Menschen verläuft die Pubertät in einem anderen Tempo ab, manche sind schneller durch damit, bei anderen geht's erst los, wenn die Freund*innen schon alles hinter sich haben. Mädchen sind dabei oft ein bisschen schneller als Jungs, sie sind früher dran und eher fertig, während sich die Pubertät bei Jungs ein bisschen länger hinziehen kann. Wann die Pubertät anfängt und wann sie zu Ende ist, weiß niemand so genau. Es gibt dafür keinen spürbaren Startschuss oder ein genaues Datum. Sie schleicht sich vielmehr ein, bleibt dann eine Weile da und schleicht sich irgendwann wieder weg.

Es ist völlig normal, dass dieser Prozess bei einigen schneller und bei anderen etwas gemächlicher abläuft. In der Pubertät passiert auf jeden Fall sehr viel auf einmal, und das kann sich überfordernd und unangenehm anfühlen. Manchmal versteht man absolut gar nicht, was da gerade abgeht mit den Gefühlen und diesem komischen, plötzlich so anderen Körper, der einem zwischendurch ganz fremd vorkommt. Manche haben Spaß an diesen Veränderungen, für andere ist diese Zeit einfach nur der Horror, bei vielen wechselt es sich ab.

Der Grund für diese ganze Party: Unsere Körper schütten vermehrt Geschlechtshormone aus – bei Mädchen meist vor allem Östrogen, bei Jungs vor allem Testosteron. Beide Hormone kommen sowohl in Körpern mit Eierstöcken als auch in Körpern mit Penis und Hoden vor – nur in unterschiedlicher Menge. Testosteron wird auch in den Eierstöcken gebildet, nur in viel geringerer Konzentration als in Hoden.[1]

Die unterschiedliche Konzentration von Sexualhormonen hat einen Einfluss auf die Entwicklung unseres Körpers in der Pubertät. Das macht sich zum Beispiel beim Haarwuchs bemerkbar. Auch wenn die Haare erst mal bei allen Menschen an allen erdenklichen Körperstellen zu sprießen scheinen, konzentriert sich das bei vielen Mädchen vor allem auf die Achseln, die Beine und den Intimbereich. Bei vielen Jungs hingegen wachsen die Haare an allen möglichen Stellen fleißig weiter. Einige finden das super, andere peinlich. Manche freuen sich über den Oberlippenbart, andere rasieren ihn so schnell es geht wieder ab, und wieder andere warten ewig auf ein paar Haare im Gesicht.

Roman war lange Zeit nicht besonders begeistert von seiner Körperbehaarung und lernte erst mit Mitte 20, seine Haare zu mögen.

»Meine Körperhaare wuchsen viel schneller, kräftiger und auffälliger als bei allen anderen in meiner Klasse. Plötzlich waren sie da, und ich wusste einfach nicht, was ich damit machen sollte. Wenn ich mich mit anderen verglichen

habe, dachte ich immer, dass die vielen Haare unnormal seien. Deswegen wollte ich am liebsten einfach ohne Haare am Körper leben – bis auf Kopfhaare, die hatten die anderen ja auch.

Ich habe nie mit irgendwem darüber geredet. Es war mir einfach peinlich. Von den anderen kamen eher komische Blicke im ersten Sommer, als ich mit kurzer Hose in die Schule kam und plötzlich Haare an den Beinen hatte. Ich hatte den Eindruck, dass irgendwas mit mir nicht stimmt. Manche Jungs haben auch Witze darüber gemacht. Das alles war mir einfach nur super unangenehm.

Ich wusste von meiner Mutter, dass man Haare rasieren oder mit Wachs entfernen kann. Das habe ich bei ihr mitbekommen und dann auch selbst ausprobiert. Ich habe angefangen, mir die Beinhaare zu waxen. Es tat weh, war zeitintensiv, und mein Taschengeld ging dafür drauf. Nach zwei Wochen waren die Haare dann wieder da, man sah die Stoppeln, aber sie waren zu kurz, um sie zu waxen. Deswegen musste ich sie rasieren, und da ging der Horror erst richtig los. Erst alle drei oder vier Tage, dann alle zwei Tage, dann jeden Tag. Die Haare wuchsen gefühlt immer schneller nach, ich musste immer öfter rasieren und habe an nichts anderes mehr gedacht außer daran, wie ich meine Beinhaare verstecke. Ich habe dann einfach angefangen, keine kurzen Hosen mehr zu tragen. Im Sommer war das zwar unerträglich, aber das war es mir wert. Zehn Jahre lang hab ich keine kurzen Hosen getragen, weil mir meine Haare so peinlich waren.

Mit Anfang 20 habe ich dann Freunde kennengelernt, denen es ähnlich ging. Einer trug keine kurzen Hosen, weil auch er eine sehr starke Beinbehaarung hatte, und der andere, weil seine Beine sehr dünn, bleich und kaum behaart waren. Das waren die ersten Menschen, mit denen ich mich darüber austauschen konnte. Wir haben uns dann gegenseitig dazu ermutigt, wieder kurze Hosen anzuziehen. Ich wusste ja gar nicht mehr, wie das war, bis ich mir auch eine gekauft habe. Es war so ein tolles Gefühl, im Sommer den Wind an den Beinen zu spüren! Ich weiß gar nicht, wie ich jemals darauf verzichten konnte. Heute trage ich Bein-, Bart- und Brusthaare und rasiere mir ab und zu die Achseln – aber nur wenn ich Lust habe. Allen Männern, die Probleme mit zu viel oder zu wenig Haarwuchs haben, würde ich raten, mal andere Jungs und Männer darauf anzusprechen. Es sind mehr Leute verunsichert, als du vielleicht denkst.«

Roman lebt in Berlin
und produziert Social Media Content.

Allen Menschen wachsen früher oder später Haare im Intimbereich. Sie sind dicker als die Haare auf dem Kopf und fühlen sich irgendwie borstiger an. Dabei ist ein dichter Haarwuchs genauso verbreitet wie spärlich verteilte Haare – »normale« Intimbehaarung gibt es also nicht wirklich. Meistens sind sie ein wenig gekräuselt und dienen dem Hitzeausgleich, schützen vor Fremdkörpern und teilweise auch vor Krankheitserregern. Manche Leute finden sie schön, andere entfernen sie lieber. Das ist eine Frage des eigenen Geschmacks und sollte nicht auf Druck von anderen hin passieren. Manche machen Schamhaare an, andere finden glatt rasierte Körper schöner. Egal, was du mit deiner Intimbehaarung anstellst, es sollte allein deine Entscheidung sein.

Wieso heißen Schamhaare eigentlich Schamhaare?

Scham kommt von schämen, und das ist alles andere als ein gutes Gefühl. Aber weder Schamhaare noch Schamlippen sind etwas, wofür sich irgendjemand schämen müsste. Statt Schamhaare kannst du einfach Intimbehaarung sagen, und Schamlippen können auch Vulvalippen[2] genannt werden. Egal, ob du nun früh oder spät dran bist – Schamhaare sind voll normal und sollten – auch wenn sie so heißen – niemals ein Grund zum Schämen sein.

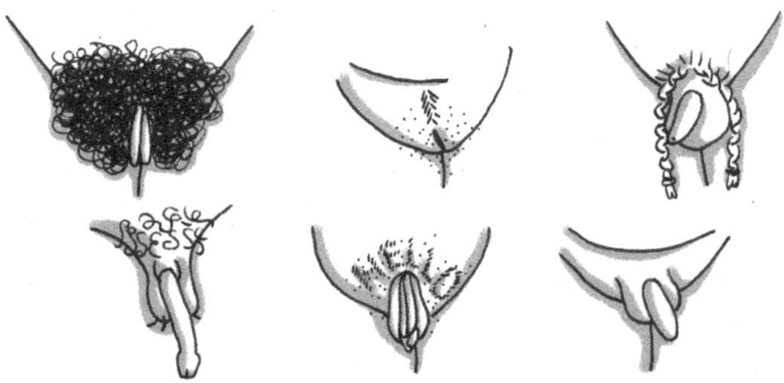

Doch die Pubertät besteht aus mehr als nur ein paar Haaren. Es gibt noch viel mehr, was sich in dieser Zeit am Körper und im Kopf verändert. Die Brüste wachsen, du bekommst die erste Periode, die erste Erektion oder einen Samenerguss und denkst oder träumst vielleicht auf einmal sexuell.

All das ist nicht nur auf der körperlichen Ebene eine Achterbahnfahrt, sondern auch im Kopf. Was gestern noch Spaß

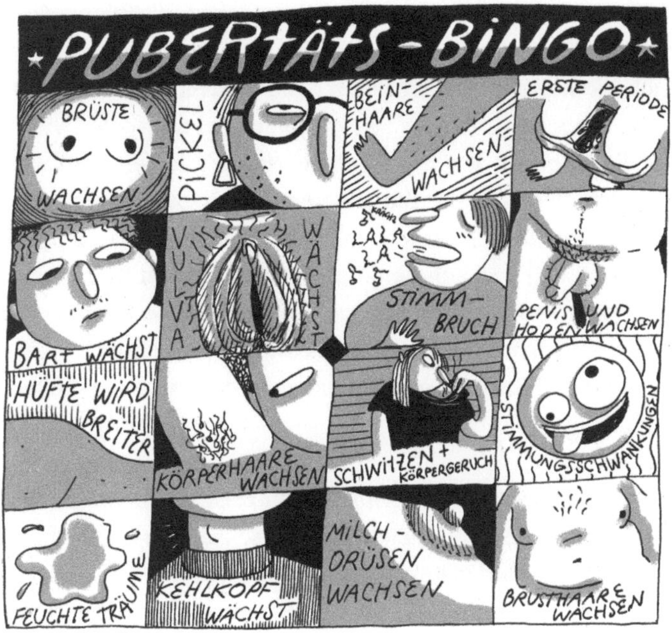
PUBERTÄTS-BINGO
BRÜSTE WACHSEN
PICKEL
BEIN-HAARE WACHSEN
ERSTE PERIODE
BART WÄCHST
VULVA WÄCHST
LALA LA
STIMM-BRUCH
PENIS UND HODEN WACHSEN
HÜFTE WIRD BREITER
KÖRPERHAARE WACHSEN
SCHWITZEN + KÖRPERGERUCH
STIMMUNGSSCHWANKUNGEN
FEUCHTE TRÄUME
KEHLKOPF WÄCHST
MILCH-DRÜSEN WACHSEN
BRUSTHAARE WACHSEN

gemacht hat, ist heute einfach nur langweilig, Gefühle, die letzte Woche noch sehr stark waren, sind plötzlich verschwunden, die Schule nervt, du bist ständig abgelenkt, hast unerklärliche Stimmungsschwankungen und manchmal einfach nur eins: schlechte Laune. Das ist ganz normal, denn das, was in der Pubertät in deinem Körper passiert, ist zwar aufregend, aber auch sehr anstrengend. Da ist es völlig okay, sich zwischendurch einfach nur schlapp, ausgelaugt und leer zu fühlen. Dazu kommt, dass viele Erwachsene irgendwie komisch werden, wenn's um das Thema Pubertät geht – vor allem wenn es sich dabei um die Pubertät der eigenen Kinder handelt. Viele Eltern haben das Talent, die Pubertät noch einen Tick merkwürdiger zu machen, als sie sowieso schon ist. Niemand weiß, wieso, aber irgendwie verhalten sich die meisten Erwachsenen bei dem Thema extrem seltsam. Manche verdrängen es komplett und tun so, als würde es die Pubertät gar nicht geben, einige machen komische Witze und wollen auf Teufel komm raus locker sein. Andere wiederum tun alles, was du machst, plötzlich mit »Das ist die Pubertät« ab und nehmen dich überhaupt nicht mehr ernst. Und dann gibt es Eltern, die plötzlich so tun, als könnte man mit ihnen über ALLES reden. Doch wer redet schon freiwillig mit seinen Eltern über Erektionen, Intimbehaarung, Selbstbefriedigung und Sex?!

Vermutlich ist es für Eltern auch ein bisschen gewöhnungsbedürftig, wenn das eigene Kind erwachsen wird. Und auch, wenn du das Gefühl hast, sie checken gar nichts – auch deine Eltern waren mal in der Pubertät und haben damals vermutlich genauso über ihre Eltern gedacht wie du jetzt über sie.

Viele Menschen haben in der Pubertät den Eindruck, nicht »normal« zu sein oder dass etwas mit ihnen nicht stimmt. Vieles, was in dieser Zeit passiert, fühlt sich irgendwie falsch an. Die meisten Menschen sind ziemlich unsicher, vergleichen sich ständig mit anderen und fühlen sich oft komisch. Wieso tragen in der Klasse alle schon BHs? Sind meine Schamlippen zu groß, oder ist mein Penis zu klein? Bin ich die Einzige, die noch nie mit Zunge geknutscht hat? Sind meine Brüste zu flach, zu spitz oder nicht gleichförmig genug? Wieso ist der Penis der anderen so gerade, und wieso sind die Schamhaare der besten Freundin so dicht, während die eigenen überall da wachsen, wo sie gerade wollen? Kein Grund

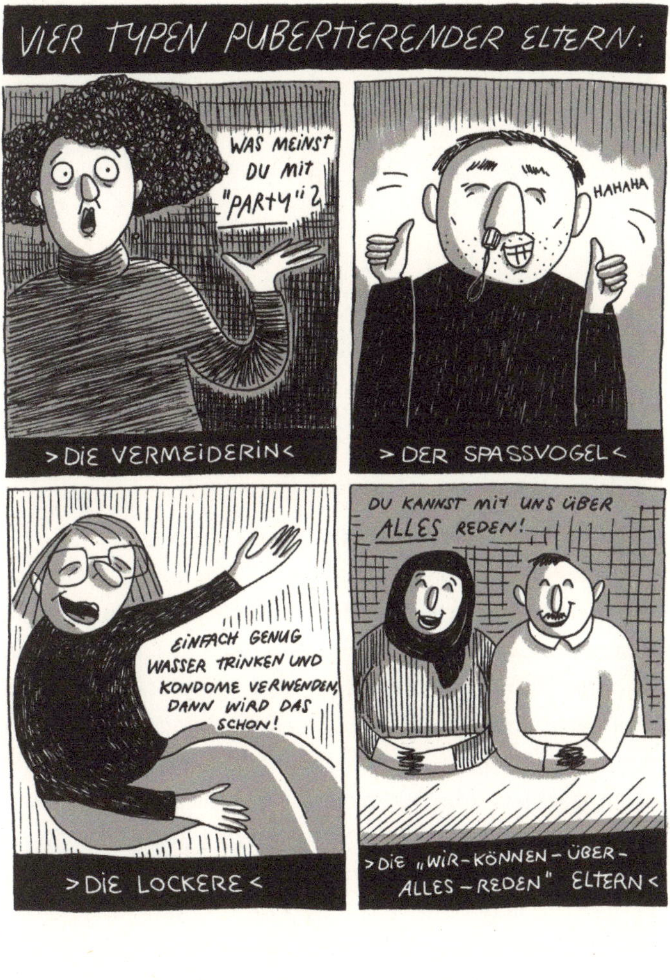
VIER TYPEN PUBERTIERENDER ELTERN:
WAS MEINST DU MIT "PARTY"?
>DIE VERMEIDERIN<
HAHAHA
>DER SPASSVOGEL<
EINFACH GENUG WASSER TRINKEN UND KONDOME VERWENDEN, DANN WIRD DAS SCHON!
>DIE LOCKERE<
DU KANNST MIT UNS ÜBER ALLES REDEN!
>DIE „WIR-KÖNNEN-ÜBER-ALLES-REDEN" ELTERN<

zur Sorge – genau wie Nasen, Ohren und Hände sind alle Genitalien unterschiedlich und alle gleich schön. Im Gegensatz zu Fingern, Knien oder Ellenbogen sehen wir Genitalien nicht tagtäglich und neigen daher eher dazu, uns mit den wenigen Bildern zu vergleichen, die wir haben – und die kommen meistens aus Pornos, der Werbung oder medizinischen Zeichnungen und sind nicht die Realität.

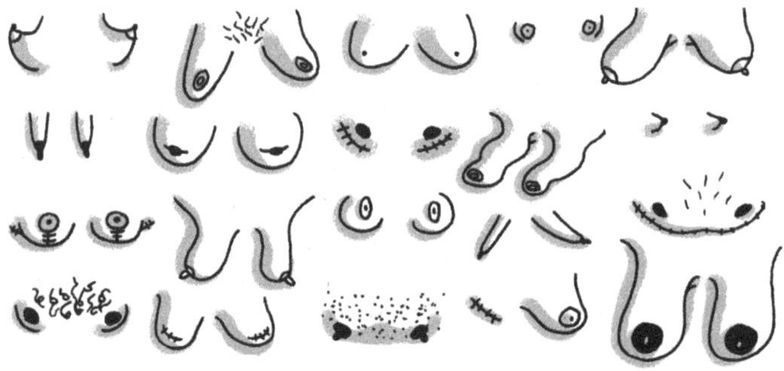

Männlich, weiblich, nicht-binär?

Viele Leute werden sich in der Pubertät über ihre sexuelle Orientierung oder Geschlechtsidentität bewusst. Es kann sein, dass du merkst, dass du als Mädchen plötzlich auf deine beste Freundin stehst und Liebesbeziehungen mit Frauen führen oder ausprobieren möchtest. Es kann sein, dass du lesbisch, schwul oder bisexuell bist oder dich viel, viel weniger für Sex interessierst als die anderen in deiner Klasse. Es kann auch sein, dass du merkst, dass du trans bist und dich mit den Veränderungen deines Körpers alles andere als wohlfühlst. (Falls du nicht weißt, was all diese Begriffe bedeuten, blättere vor zu Kapitel 5.) Durch solche Erkenntnisse wird die Geschwindigkeit in der Pubertätsachterbahn noch einmal erhöht und zusätzlich noch locker ein dreifacher Looping eingebaut. Alles, was in der Pubertät passiert, wird so zu einer noch größeren Zerreißprobe.

Was man als Kind noch easy verstecken und verdrängen konnte, drängt sich plötzlich auf: Mit der ersten Periode nehmen manche Personen einen plötzlich als eine »richtige« Frau wahr, mit dem Stimmbruch wirkt man immer männlicher. Aber was, wenn man das gar nicht möchte? Für Menschen, die sich nicht als Frau oder Mann identifizieren, können diese Veränderungen ziemlich unangenehm und überfordernd sein. Gleiches gilt für Personen, die wissen, dass sie ein Mann sind, aber von anderen für eine Frau gehalten werden, und andersherum. Die erste Menstruation ist nicht für alle Menschen toll, sondern kann sich auch ziemlich beschissen anfühlen. Und auch ein Stimmbruch oder größer werdende Brüste sind nicht für alle Menschen ein Grund zur Freude.

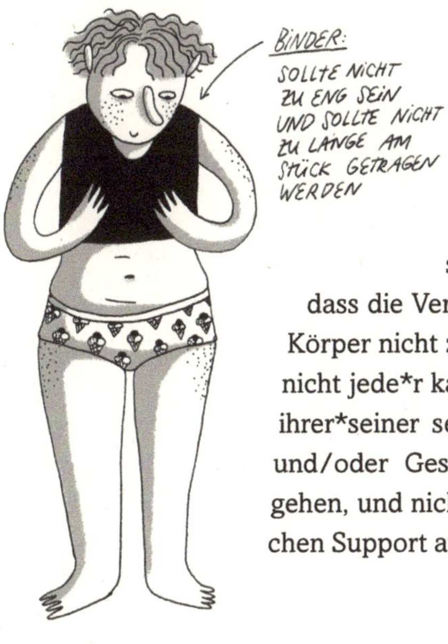
BINDER:
SOLLTE NICHT ZU ENG SEIN UND SOLLTE NICHT ZU LANGE AM STÜCK GETRAGEN WERDEN

Während viele in der Pubertät so männlich oder weiblich wie möglich wirken möchten, merken einige Menschen in dieser Phase, dass die Veränderungen an ihrem Körper nicht zu ihnen passen. Aber nicht jede*r kann sofort so cool mit ihrer*seiner sexuellen Orientierung und/oder Geschlechtsidentität umgehen, und nicht jede*r hat den gleichen Support aus dem Elternhaus.

Es ist ganz normal, verwirrt zu sein, egal, welche sexuelle Orientierung und/oder Geschlechtsidentität du hast – in der Pubertät und darüber hinaus. Falls du gerade akuten Bedarf hast, dich mit sexuellen Orientierungen auseinanderzusetzen, oder dich mitten im Coming-out-Prozess befindest, blättere vor zu Kapitel 3 oder 5.

Alkohol & Drogen – der erste Rausch

Druck herrscht in der Pubertät nicht nur bei körperlichen Entwicklungen, sondern auch bei den Erfahrungen, die wir machen, und den Substanzen, die wir konsumieren. Knutschen, Sex, Alkohol, Drogen – was vor ein paar Jahren noch eklig und vielleicht sogar angsteinflößend war, wird jetzt auf einmal interessant. Und egal, ob verboten oder nicht, die meisten Menschen machen in der Pubertät ihre ersten Erfahrungen mit Alkohol und Drogen. Auch hier herrscht häufig ein unglaublicher Druck, alles Mögliche auszuprobieren. *Bin ich uncool, wenn ich noch nie betrunken war? Wann ist der richtige Zeitpunkt für den ersten Rausch?* Alkohol und Drogen sind vielleicht spannend, aber nicht zu unterschätzen, gerade wenn Körper und Psyche in der Pubertät sowieso schon auf genügend Baustellen zu tun haben. Du sitzt in einer Achterbahn, und während einer Achterbahnfahrt zu trinken macht zwar alles noch aufregender, aber auch ein bisschen anstrengender. Und am Ende musst du vielleicht kotzen. Trotzdem fällt Nein sagen manchmal schwer, und man will unbedingt dazugehören. Aber sind Menschen, die dich nur mögen, wenn du trinkst, rauchst oder kiffst, wirklich die Freund*innen, die du dir wünschst?

Ob Alkohol, Drogen oder die erste Zigarette – alles sollte immer aus freiem Willen passieren und nie aus Gruppenzwang oder Coolness-Druck. Und der erste Kater zeigt einem meistens ziemlich deutlich, dass das am Abend vorher vielleicht keine besonders gute Idee gewesen ist.

Wer nur betrunken Spaß haben kann, sollte ihr*sein Trinkverhalten im Auge behalten. Alkohol und Drogen sind keine Mittel, um Probleme zu lösen oder sich locker zu machen, und du tust deinem Körper damit nie etwas Gutes. Wenn du das Gefühl hast, die Kontrolle zu verlieren, oder bei deinen Freund*innen beobachtest, dass sie sehr viel konsumieren, wende dich an eine Vertrauensperson oder an eine der Beratungsstellen aus dem Anhang.

Mobbing – how not to be an asshole

Wer viel Druck hat, lässt ihn leider manchmal an anderen aus. Mobbing findet nicht nur in der Pubertät statt, sondern auch am Arbeitsplatz, in Familien und Lehrerzimmern. Auch Erwachsene können mobben, und auch Lehrer*innen können Täter*innen sein, doch in vielen Fällen geht Mobbing im Klassenzimmer von Mitschüler*innen aus. Mobber*innen finden immer Gründe, ihre Opfer zu schikanieren, auszugrenzen und zu beleidigen. Diese Gründe haben meist nichts mit der Realität zu tun und sind schwer nachzuvollziehen, schließlich sind sie nur ein Vorwand, um eine Person zu attackieren. Das können die Klamotten sein oder der Musikgeschmack, der Körper, die Hobbys, das Elternhaus, die Freund*innen oder die sexuelle Orientierung einer Person. Irgendwer wird einfach so und ohne tatsächlichen Grund zum Opfer gemacht, ausgeschlossen, erniedrigt, gequält und geärgert. Diese Person wird zum Spielball, an dem andere ihren eigenen Druck ablassen. Kommentare wie »Die Person macht sich ja selbst zum Opfer mit dem, was sie sagt/trägt/tut« sind Bullshit, und du solltest ihnen nie glauben.

Du kannst selbst entscheiden, ob du mobbst, aber nicht, ob du gemobbt wirst. Gruppenzwang und der Wunsch dazuzugehören spielen dabei eine große Rolle. Wer andere niedermacht, fühlt sich oft stärker, und wer mitmacht, gehört dazu. Gruppen fühlen sich vielleicht für einen Moment lang eingeschworener an, wenn nur bestimmte Menschen Teil des Clubs sein dürfen. Dabei gibt es dann meist ein, zwei Anführer*innen und viele Mittäter*innen, die das Mobbing zwar vielleicht nicht angefangen haben, aber auch nichts dagegen tun.

Manchmal entsteht dabei eine solche Gruppendynamik, dass man selbst gar nicht mitbekommt, dass man sich gerade zu einer*einem Mobber*in entwickelt, ziemlich fies zu jemandem war oder einfach immer wieder weggesehen hat – aus Angst, sonst vielleicht selbst zum Opfer zu werden. Aber weder Gruppendruck noch Angst oder Neid sind eine Entschuldigung dafür, andere niederzumachen.

Natürlich musst du nicht jede*n mögen und schon gar nicht mit jeder*jedem befreundet sein. Aber stell dir einmal vor, das wäre dein*e beste*r Freund*in, deine Schwester oder dein Bruder – oder sogar du selbst, der oder die jeden Tag fertiggemacht wird. Wie fühlt es sich an, wenn du dir vorstellst, jeden Tag zur Schule zu kommen und zu wissen, dass sich heute wieder jemand über deine Schuhe, deine Hobbys, deine Art und Weise zu sprechen oder deinen Körper lustig machen wird?

Mobbing kann schwere Folgen haben und bringt weder Opfer noch Täter*innen weiter. Und cool ist Mobbing schon gar nicht – auch wenn es sich vielleicht einen Moment lang so anfühlen mag. Falls du jetzt merkst, dass du gemobbt hast oder mobbst, atme tief durch, frag dich, wieso du das gemacht hast, und bitte die Person, die du schlecht behandelt hast, am besten um Entschuldigung. Wenn du jetzt mobbst, musst du das dein Leben lang mit dir herumtragen, also hör lieber jetzt gleich damit auf. Dein schlechtes Gewissen weiß alles und wird auch nach Jahren noch in den überraschendsten Momenten damit um die Ecke kommen. Für alle Mitläufer*innen gilt das Gleiche – vielen Menschen wird erst nach ein paar Jahren klar, was sie da gemacht haben und wie verletzend das für die andere Person gewesen sein muss. Also hab dich gut im Auge, und sei skeptisch, wenn Lästern zur Regel oder zur einzigen Pausenbeschäftigung wird.

Und für alle, die gemobbt werden:

Es ist hart, aber du schaffst das. Sprich es an, wenn es irgendwie geht. Das ist leichter gesagt als getan, aber es kann dir dabei helfen, aus der Opferposition herauszukommen. Schließlich zeigst du damit, dass du nicht alles mit dir machen lässt, und manchmal werden Dinge erst richtig greifbar, wenn man sie ausspricht. Sprich die Täter*innen darauf an, und sag ihnen, dass du das nicht in Ordnung findest. Such dir einen Buddy. Wenn es niemand aus der Klasse sein kann, hast du vielleicht außerhalb der Schule eine*n gute*n Freund*in, der*dem du davon erzählen kannst und die*der zu dir hält. Wichtig ist jetzt, sich jemandem anzuvertrauen – das können Freund*innen, Eltern, Geschwister oder andere Vertrauenspersonen sein.

Du kannst nicht mehr schlafen, hast Angst, in die Schule zu gehen, kannst dich nicht mehr frei bewegen oder merkst, dass du dich extrem zurückziehst? Scheu nicht davor zurück, deine Eltern, deine*n Ärzt*in oder Lehrer*innen einzuweihen. Mobbing kann sehr traumatisch sein und Spuren hinterlassen, daher solltest du im Notfall Menschen einschalten, die vielleicht in einer anderen Machtposition sind als du und ihre Stimme nutzen können, um für dich eine Grenze zu setzen, die längst überschritten wurde.

Wenn das alles nicht hilft oder aus welchen Gründen auch immer nicht möglich ist, ruf die Telefonseelsorge an, oder kontaktiere eine Beratungsstelle aus dem Anhang. In manchen Fällen kann es ratsam sein, die Schule zu wechseln und im Zweifelsfall die Polizei einzuschalten. Einige Formen des (Cyber-)Mobbings sind strafbar[3] und ein Fall für die Polizei. Und denk dran: An dir ist nichts falsch. Es sind die anderen, die sich falsch verhalten.

Für alle anderen gilt: Sei ein Buddy! Wenn du merkst, dass eine Person in deiner Klasse wiederholt von anderen schikaniert, ausgegrenzt, beleidigt oder sogar körperlich angegangen wird, geh auf sie zu, und biete deine Hilfe an. Werde nicht Teil der fiesen Gang, auch wenn die vielleicht eine Weile lang ganz cool wirken mag.

Die erste Liebe – es ist kompliziert

Zu all dem Stress kommen dann auch noch diese komischen Gefühle. Die erste Liebe fällt meistens ebenfalls in diese merkwürdige Phase des Erwachsenwerdens und kann einen ganz schön stressen. Da verliebt man sich auf einmal in die beste Freundin, findet die anderen Jungs in der Umkleidekabine beim Fußball plötzlich irgendwie anziehend oder hat das Bedürfnis, mit der Nachhilfelehrerin zu knutschen. Vielleicht wünschst du dir auch ganz doll, verliebt zu sein, aber es passiert einfach nicht. Sich verlieben ist der absolute Kontrollverlust, und man hat keinen Einfluss darauf, in wen und wann man sich verliebt. Aber wie erkennst du überhaupt, ob du verliebt bist?

Du wartest den ganzen Tag darauf, dass sie*er sich bei dir meldet? Du bist aufgeregt, wenn sie*er in deiner Nähe sein könnte? Du denkst den ganzen Tag an sie*ihn und stellst dir vor, dass ihr gemeinsame Unternehmungen macht, vielleicht knutscht oder miteinander schlaft? Du würdest am liebsten deine ganze Zeit mit der Person verbringen, kannst dich nicht konzentrieren, wirst vielleicht rot und bekommst schweißnasse Hände, wenn sie den Raum betritt? Dann bist du vermutlich verliebt.

Das fühlt sich manchmal an wie ein schlechter Scherz, du verstehst dich selber nicht und hast vermutlich absolut keinen Plan, was das ist, was du da fühlst, und wie du da schnellstmöglich wieder rauskommst. Du fühlst dich, als könntest du platzen, überall ploppen plötzlich Fragezeichen auf, und du verstehst die Welt nicht mehr. Kommt es mir nur so vor, oder steht sie*er auch auf mich? Haben wir eben geflirtet? Und was ist Flirten eigentlich? Wissen die anderen in der Klasse, was gerade bei mir abgeht? Soll ich es ihr*ihm sagen?

Viele Leute verlieben sich und trauen sich nicht, der anderen Person mitzuteilen, dass sie Gefühle für sie haben. Es ist ihnen peinlich, sie wollen sich nicht blamieren oder haben Angst, dass die ganze Schule plötzlich darüber redet. Manchmal ist das die richtige Entscheidung, in den meisten Fällen ärgert man sich aber darüber. Schließlich ist Verliebtsein etwas Schönes und für die andere Person ein großes Kompliment. Wenn du es ihr*ihm nicht sagst, wirst du dich vielleicht jahrelang darüber ärgern und dich immer fragen, ob da nicht vielleicht doch etwas hätte draus werden können. Du selbst solltest allerdings am besten wissen, ob und wann der richtige Zeitpunkt ist, die andere Person einzuweihen. Manchmal muss man dafür ein klein wenig über den eigenen Schatten springen, aber sehr oft ist es das wert.

Trotz aller Aufregung kann verliebt sein auch sehr wehtun. Manchmal geht die Liebe – so stark und richtig sie sich auch anfühlen mag – nämlich leider nur von einer Seite aus. Das ist ein ziemlich bitteres Gefühl. Wenn du gerade Liebeskummer hast, blättere am besten gleich vor zu Kapitel 6. Da gibt's ein paar Notfallratschläge für alle, die gerade leiden.

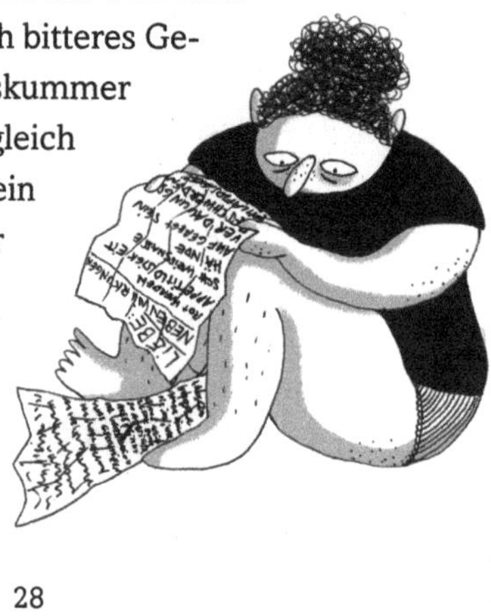

Sex und so

Das erste Mal – Vorstellung vs. Realität

Um den ersten Sex wird ein ziemlicher Wirbel gemacht. Er soll schön, romantisch, irgendwie bewusstseinserweiternd und gleichzeitig entspannt, kurz gesagt, einfach perfekt sein. In vielen Fällen ist das erste Mal aber einfach nur komisch und verwirrend, kann wehtun oder ist schon vorbei, bevor es richtig angefangen hat. Viele Leute fiebern dem ersten Sex aufgeregt entgegen und sind dann enttäuscht, wenn es nicht so läuft wie im Film. Rund um das erste Mal herrscht ein großer Druck, und die Realität sieht meistens ganz anders aus, als wir es aus Film und Fernsehen kennen. In der Wirklichkeit klatschen Bäuche aneinander, man schwitzt, macht komische Geräusche und weiß nicht so recht, wohin mit sich, den Händen und den Augen. Manche Leute haben lieber im Dunkeln Sex, andere im Hellen, manche lassen dabei ihr T-Shirt oder die Socken an, andere sind lieber ganz nackt. Vielleicht wird zwischendurch auch mal geniest oder gehustet, Arme oder Beine schlafen ein, und irgendwo guckt ein Büschel Haare raus. Manche brauchen Trink- oder Pinkelpausen, und bei anderen klappt's nicht gleich mit dem Feuchtwerden, der Erektion oder dem Orgasmus.

Sex ist komplex, und es gehört viel Übung und Kommunikation dazu, bis man das alles richtig easy hinbekommt. Also kein Stress, wenn du keinen hochkriegst, aufgeregt bist, nicht gleich beim ersten Mal kommst oder zwischendurch einfach mal eine Pause brauchst. Nervosität, Anspannung, Überforderung oder einfach große Lust können auch dazu führen, dass manche Menschen beim Sex lachen. Fühl dich bitte nicht ausgelacht, falls das passieren sollte. Lachen gehört nämlich dazu, und Sex ist nun wirklich keine todernste Angelegenheit.

In Filmen sehen wir meistens nur heterosexuelle Menschen beim Sex, also Frauen und Männer, die miteinander schlafen. In der Realität schlafen auch Männer mit Männern, Frauen mit Frauen, Queers mit Queers, alle mit allen. All die-

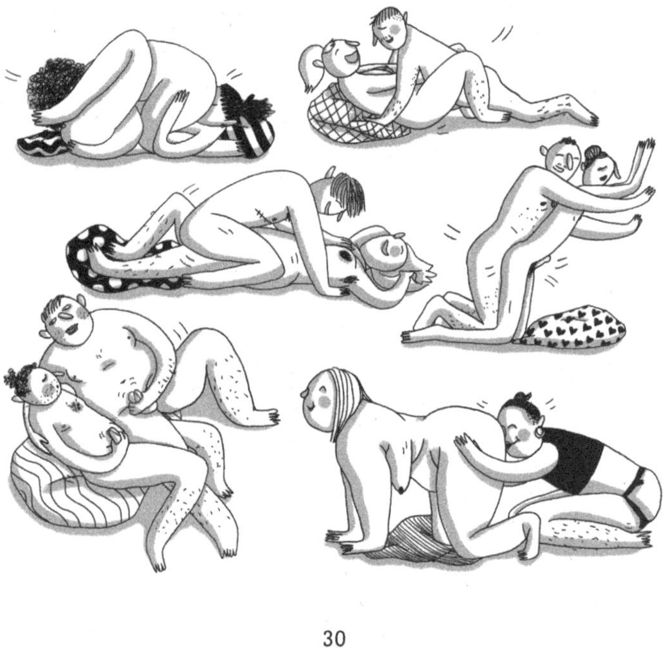

ser Sex ist genauso Sex wie Hetero-Sex, und Sex braucht keinen Penis, um Sex zu sein.

Sexuelle Erregung sieht bei allen Menschen unterschiedlich aus und kann durch ganz verschiedene Reize ausgelöst werden. Berührungen, Gedanken oder auch Worte spielen dabei eine Rolle. Erregung muss nicht direkt auf eine bestimmte Person oder Handlung bezogen sein, sondern kann auch unbestimmter und diffuser sein. Du kannst dich zum Beispiel durch bestimmte Gedanken, Bilder, Filme oder Berührungen bewusst erregen und schauen, was da bei dir passiert. Hast du einen Penis, strömt Blut hinein, wenn du erregt bist, und er wird steif. Hast du eine Vagina, wird sie bei sexueller Erregung feucht, und die Klitoris erigiert. Beides klappt nicht immer und kann auch aus anderen Gründen passieren. Gerade in der Pubertät kommt so eine kleine Erregung manchmal unbewusst und unpassend. Wenn man gerade beim Sport ist oder in der U-Bahn sitzt, kann das ziemlich überfordernd sein. Mädchen und Frauen können ihre Erregung easy verstecken, aber so ein Ständer im Bus kann ziemlich unangenehm sein. Eine Anleitung für solche Situationen gibt es leider nicht. Sich wegdrehen, ihn in der Hosentasche runterdrücken, ihn unter den Hosenbund klemmen oder wie bei einem heftigen Lachkrampf an etwas Schlimmes oder Neutrales denken könnte helfen. Brot, Brot, Brot. Steine, Steine, Steine. Sand, Sand, Sand. Und atmen nicht vergessen.

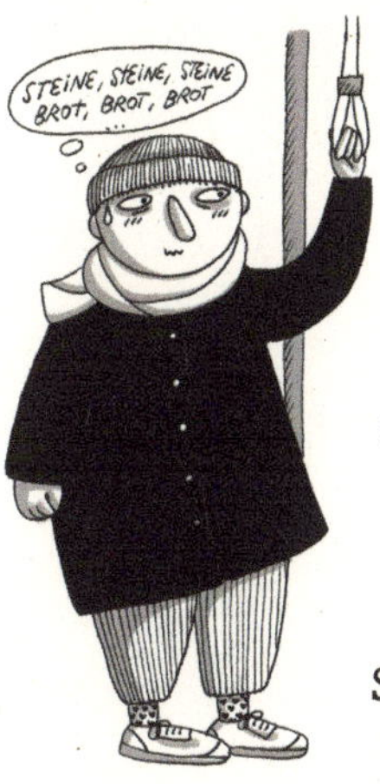

Was eine Person sexuell erregt, ist von Mensch zu Mensch unterschiedlich, und alle macht etwas anderes an. Nur du kannst herausfinden, was das ist – bei dir selbst und bei deinen Sexualpartner*innen. Hab keine Angst, dass Reden an dieser Stelle unangebracht oder unsexy sein könnte, nur weil *deep talk* in Pornos nicht so oft vorkommt. Wenn du dir nicht sicher bist, ob das, was du da gerade machst, der anderen Person gefällt, frag sie, oder – falls das mit dem Reden beim Sex nicht so gut klappt – lass dir beim Berühren von ihr helfen.

Geschlechterstereotype beim Sex

Weibliche Lust war früher ein Tabuthema, und eine lange Zeit galt Sexualität als reine Männersache, an der Frauen gesellschaftlich gar kein Interesse haben durften. Frauen waren in diesen Erzählungen lange eher der passive Part, und Sex war eben da, um Kinder zu kriegen und Männer zu befriedigen. Das ändert sich seit ein paar Jahren, und viele Menschen thematisieren endlich auch die weibliche Sexualität. Denn schließlich haben auch Frauen Lust auf Sex, Orgasmen und ein selbstbestimmtes Sexleben.

Bei vielen Männern herrscht der Druck, ständig Sex haben wollen zu müssen. Uns wird beigebracht, dass Frauen nur auf den Mann warten, während Männer dauergeil durch die Gegend rennen und immer Lust auf Sex haben. Beides stimmt nicht, und es ist total normal, mal Lust und mal keine Lust zu haben – egal, welches Geschlecht du hast. Andere

Geschlechter spielen beim öffentlichen Reden über Sex bisher kaum eine Rolle, und die meisten Menschen denken in den Kategorien »Mann« und »Frau« statt in »oben« und »unten«, »aktiv« und »passiv« oder einfach »abwechselnd« und »fließend«. Um guten Sex zu haben, braucht man weder Penis und Vagina, noch muss man sich dafür als Mann oder Frau identifizieren.

Übrigens: Auch wenn hier manchmal von weiblichen und männlichen Geschlechtsorganen die Rede ist, sind nicht allein die Genitalien für das Geschlecht einer Person verantwortlich. Manche Frauen haben einen Penis und manche Männer eine Vulva. Andere Menschen mit diesen Organen sind weder männlich noch weiblich. Die Genitalien bestimmen nicht deine Geschlechtsidentität, und das Vorhandensein einer Vulva ist keine Voraussetzung, um eine Frau zu sein. Geschlecht ist nämlich viel mehr als Genitalien und Hormone. Wenn du mehr darüber wissen willst, blättere vor zu Kapitel 5.

Eine große Rolle beim Orgasmus spielt für Menschen mit Gebärmutter die Klitoris. Sie besteht aus zwei Schenkeln, einer Eichel, hat eine Vorhaut und erigiert bei Erregung. Klingt nach Penis? Ist aber keiner! Die Klitoris ist nicht nur ein kleiner Knubbel, sondern ein sehr großes, extrem empfindliches Organ mit unendlich vielen Nerven(-enden) und Schwellkörpern, die sich bei Erregung mit Blut füllen und erigieren. Eisbergmäßig versteckt sich ihr größter Teil im Inneren des Körpers, und nur ein kleiner Mini-Schnipsel davon ist von außen erkennbar. Der kleine Knubbel, den du von außen sehen kannst, ist die Klitoris-Eichel, und auch wenn das alles ist, was du von außen sehen kannst, hast du es hier mit einem großen Organ und einer der empfindlichsten Körperstellen zu tun.[4] Klitoris(-Eichel), Scheidenvorhof, Vulvahügel sowie die inneren und äußeren Schamlippen werden zu den äußeren weiblichen Geschlechtsorganen gezählt, während Eierstöcke, Eileiter, Gebärmutter und Vagina die inneren weiblichen Geschlechtsorgane bilden.[5]

Vulva-Verwirrung
Wenn Menschen über weibliche Geschlechtsorgane sprechen, reden sie oft von der Vagina und meinen damit eigentlich die Vulva. Die Vulva ist das, was man von außen sehen kann, die Vagina liegt innen, und die Klitoris ist dieser supersensible Eisberg mit zwei Schenkeln, der nur dazu da ist, uns zum Orgasmus zu bringen.

Klitoris und Penis sind gar nicht so unähnlich, wie manche Menschen behaupten, und beide entwickeln sich bei Embryonen sogar aus dem gleichen Organ.[7] Genau wie bei der Klitoris sitzt auch an der Penisspitze eine Eichel, über die sich – bei nicht beschnittenen Männern – die Vorhaut stülpt. Wie in der Klitoris befinden sich auch in Penis und Eichel Schwellkörper, die sich bei sexueller Erregung mit Blut füllen und anschwellen. Dadurch wird der Penis steif, wenn die dazugehörige Person sexuell erregt ist. Er erigiert.

Neben dem Penis kann man von außen den Hodensack sehen, der Hoden und Nebenhoden enthält, in denen Spermien und Testosteron gebildet werden.[8] Penis, Hoden und die Haut drum herum sind genau wie die Klitoris voller Ner-

Hymen
Das sogenannte Jungfernhäutchen – oder besser Hymen – ist gar kein Häutchen, sondern eine kranzförmige Hautfalte an der Vaginaöffnung. Es hat keine Funktion und sieht bei allen Menschen unterschiedlich aus. Es ist in den meisten Fällen sehr flexibel und dehnbar und kann beim ersten Sex reißen, muss es aber nicht unbedingt. Dass alle Frauen beim ersten Sex bluten, ist ein Mythos, und man sieht Frauen über das Hymen nicht an, ob sie bereits Sex hatten oder nicht.[6]

venenden und sehr empfindlich. Neben dem von außen sichtbaren Penis und Hodensack gehören die innen liegende Prostata, der Samenleiter und die Harnblase zu den sogenannten männlichen Geschlechtsorganen.

Lange hat niemand über die Klitoris geredet, und auch heute weiß kaum jemand, wie sie aussieht. Wir alle können ganz

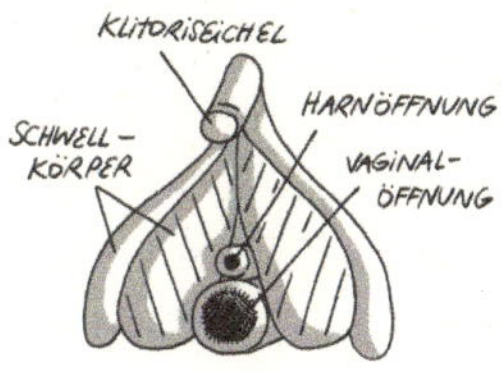

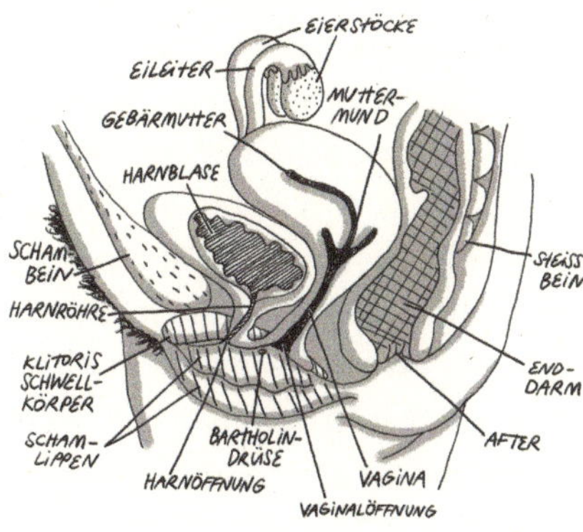

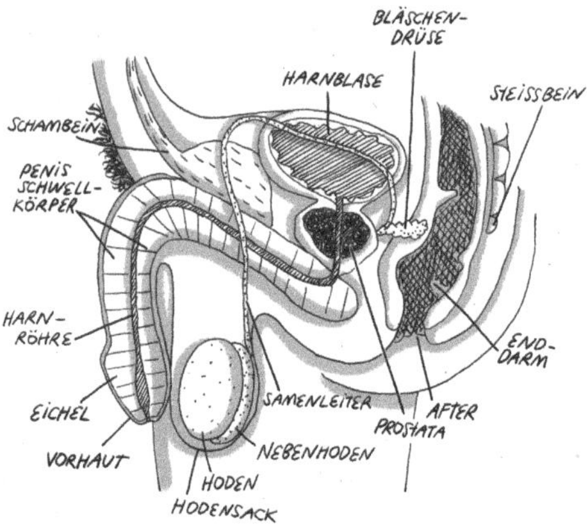

easy 'nen Penis an die Tafel malen, aber haben keinen Plan, wie eine Klitoris aufgebaut ist. Oben noch mal beides zum Ausmalen und Auswendiglernen.

Die Geschlechtsorgane werden in der Wissenschaft in männliche und weibliche, äußere und innere sowie primäre und sekundäre Geschlechtsorgane unterteilt. Das macht einiges übersichtlicher, doch gerade die Einordnung in »männlich« und »weiblich« passt nicht immer. Ein Penis ist nicht per se männlich und eine Vagina keine Voraussetzung für Weiblichkeit. Statt von »männlichen« und »weiblichen« Geschlechtsorganen sprechen manche Menschen also einfach von dem, was es ist: Penis, Hoden, Klitoris, Vagina und so weiter. Das ist konkreter und neutraler. Du siehst einer Person ihr Geschlecht nämlich nicht immer an. Jetzt bist du völlig durcheinander und weißt nicht mehr, wo oben und wo unten ist? Mehr zum Thema »Geschlecht« kannst du in Kapitel 5 nachlesen.

Orgasmus – was ist hier eigentlich los?

Der Orgasmus ist der Höhepunkt der sexuellen Erregung, die Durchblutung der Geschlechtsorgane nimmt Fahrt auf, die Muskeln ver- und entkrampfen sich, und Glückshormone werden freigesetzt. Manche beschreiben den Orgasmus als eine Art Rausch. Wie genau er sich anfühlt und wie lange er dauert, ist von Person zu Person unterschiedlich. Bei Männern kommt es während des Orgasmus meistens zum Samenerguss, und auch Menschen mit Gebärmutter können ejakulieren. Danach entspannt sich der Körper wieder, und der Penis erschlafft.

Nicht alle kommen immer und erst recht nicht auf Knopfdruck, manche brauchen länger, andere kommen sehr früh und wieder andere erst mal gar nicht. Beim Sex geht es nicht nur darum, zum Orgasmus zu kommen, sondern darum, einer anderen Person körperlich nah zu sein. Sex kann toll und intensiv sein, kann sich aber auch lustig, seltsam oder überfordernd anfühlen. Es braucht immer Zeit, bis es richtig eingespielt funktioniert, und selbst nach einer Weile können noch komische, witzige, merkwürdige Dinge passieren.

Zum Orgasmus können Menschen auf ganz unterschiedliche Art und Weise kommen. Allein oder mit anderen, durch Masturbieren, Anal- oder Oralsex, durch Penetration mit dem Penis oder Befriedigung mit der Hand, mithilfe von Sextoys oder durch andere Berührungen, Gedanken oder bestimmte andere Reize.

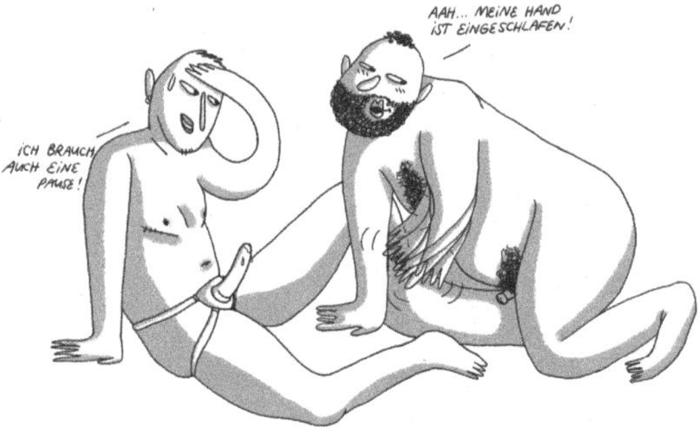

Frauen kommen durch vaginale und/oder klitorale Stimulation zum Orgasmus. In vielen Fällen ist es eine Mischung aus beidem, weil Klitoris und Vagina sehr eng beieinanderliegen und die Schenkel der Klitoris den Eingang zur Vagina umfassen. Auch die Muskeln innerhalb wie außerhalb der Vagina spielen dabei eine große Rolle. Durch An- und Entspannung können sie zum Orgasmus beitragen. Entgegen der Meinung vieler Männer, dass für richtigen Sex unbedingt ein Penis dabei sein muss, können Klitoris und Vagina über ganz viele verschiedene Wege stimuliert werden. Das kann mit den Händen, mit Vibratoren oder der Zunge geschehen.

Viele Männer haben Angst, beim Sex zu früh zum Orgasmus zu kommen. Nicht jede Ejakulation bringt auch einen Orgasmus mit sich, und nicht bei allen Männern spritzt es wie im Porno, sondern viel häufiger tröpfelt oder fließt die Samenflüssigkeit aus dem Penis heraus.[9]

Auch der Kopf spielt beim Sex mit: Wenn du angespannt, sehr gestresst oder nicht ganz bei der Sache bist, wird es schwieriger, zum Orgasmus zu kommen. Ein Orgasmus ist ein komplexer Prozess, bei dem ganz viele verschiedene

Faktoren eine Rolle spielen, und Sex muss man üben. Also versuch, den Kopf abzuschalten, und probiere ruhig ein bisschen herum: reiben, drücken, penetrieren, streicheln, anspannen, entspannen. Manche stöhnen oder schreien, wenn es so weit ist, andere sind ganz still. Auch das ist von Person zu Person unterschiedlich. Wenn du dir nicht sicher bist, ob eine Person gekommen ist, hilft nur eins: fragen.

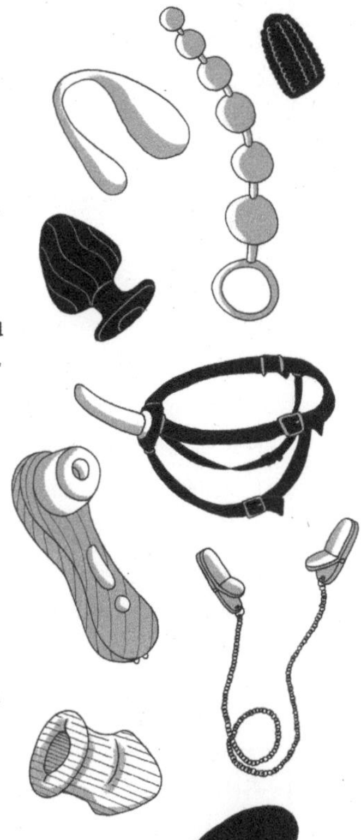

Und keine Sorge, Sex muss nicht vorbei sein, wenn eine Person gekommen ist. Während Frauen mehrere Orgasmen hintereinander haben können, muss sich ein Penis nach dem Samenerguss aber erst mal erholen und kann auch erst nach einer Weile wieder steif werden. Wie lange das dauert, ist von Person zu Person unterschiedlich.[10]

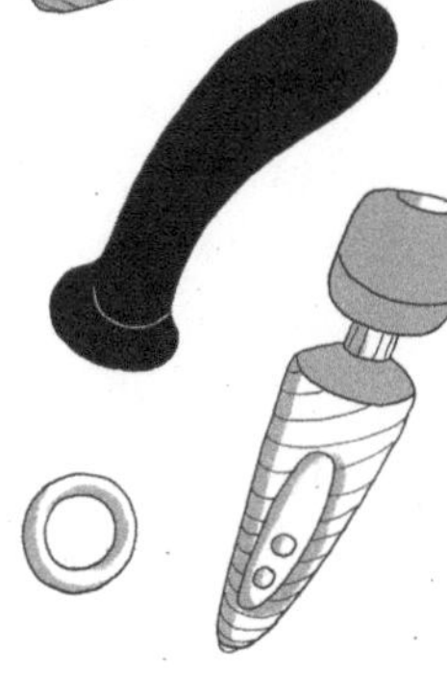

Wer beim Sex oben oder unten liegt, hat nichts mit dem Geschlecht einer Person zu tun. Manche Menschen übernehmen gern den aktiveren Part und sind lieber oben, andere sind lieber unten, und wieder andere wechseln sich einfach ab, liegen seitlich oder haben in ganz anderen Stellungen Sex.

Squirting

Squirting war lange Zeit Tabuthema, doch auch Menschen mit Gebärmutter können beim Sex ejakulieren. Bei sexueller Erregung und Stimulation produzieren die sogenannten Skene-Drüsen (auch weibliche Prostata genannt) eine Flüssigkeit, die über die Harnröhre nach außen fließt. Diese Flüssigkeit kann sich mit Flüssigkeit aus der Harnblase mischen und bei einem kurzzeitigen Kontrollverlust der Schließmuskeln durch sehr hohe sexuelle Erregung bei gleichzeitiger Anspannung der Beckenbodenmuskulatur zum sogenannten Squirting führen. Squirting ist englisch für Spritzen und beschreibt genau das, was da passiert. Squirting ist aber keine Voraussetzung für einen Orgasmus, und nicht jede Person mit Gebärmutter squirtet.[11]

Analsex

Auch im Po gibt's viele Nervenenden, die stimuliert werden können. Analsex kann für Männer wie Frauen sehr angenehm sein und zum Orgasmus führen. Jedoch solltest du beim Analsex sehr vorsichtig sein und immer ein Kondom verwenden. Zwar kannst du durch Analsex nicht schwanger werden, aber es gibt zahlreiche sexuell übertragbare Krankheiten, mit denen du dich beim Analsex anstecken kannst.

Gleitgel
Wenn die Vagina nicht feucht genug ist und/oder du Analsex haben möchtest, kann Gleitgel helfen. Das gibt's in Drogerien, Sexshops und der Apotheke. Gleitgel wurde extra für Sex entwickelt und ist die einzige wirklich sichere Option. Öl, Cremes oder Vaseline können Kondome und/oder die Haut und Intimflora angreifen und sind daher keine gute Alternative.

Sextoys
Für manche Menschen gehören Sextoys zu ihrem Sexleben dazu oder stellen von Zeit zu Zeit ein besonderes Highlight dar. Dildos, Vibratoren und andere Sexspielzeuge in allen Farben und Formen gibt's inklusive Anleitung und Reinigungshinweisen im Internet und im Sexshop.

Für alle gilt: Kommunikation, Zustimmung und gegenseitiges Vertrauen sind sehr wichtig für guten Sex. Mach dir keinen Kopf darüber, wie du aussiehst, und scheiß auf sexy Unterwäsche. Ihr seid hier nicht am Porno-Set, und manchmal hakt's eben beim Ausziehen, der BH geht nicht auf, oder die rechte Socke bleibt am großen Zeh hängen. Das ist alles ganz normal, und Sex soll in erster Linie Spaß machen.

Nein heißt Nein, und Ja heißt Ja – Kommunikation, Konsens und Grenzen

Frag nach, sei sensibel, und achte beim Sex weder nur auf dich noch nur auf die*den Partner*in. Weder ausschließlich du selbst noch ausschließlich dein*e Partner*in ist dafür verantwortlich, wie's im Bett läuft. Aufs Miteinander kommt es an, und damit es funktioniert, solltet ihr beide wissen, was ihr so ungefähr mögt. Keine Angst, du musst nicht gleich beim ersten Mal die*der Oberchecker*in sein und voll auf dem Schirm haben, was du willst und wie du es am liebsten magst. Das kommt mit der Erfahrung, und mit den Jahren fällt es dir dann vermutlich auch leichter, deine Wünsche und Fantasien über Worte, Geräusche, Handzeichen oder ganz andere Wege zu kommunizieren. Und wenn dir das alles ein bisschen unangenehm ist, kannst du deiner*deinem Partner*in auch vorschlagen, dir Ja-Nein-Fragen zu stellen, um im Bett miteinander zu kommunizieren.

Für Sex gibt es keine Anleitung, und dafür, ob und wie eine Person zum Orgasmus kommt, gibt es keine Regeln. Am Anfang fühlt sich vermutlich alles einfach nur neu und aufregend an, und das ist auch okay. Probiere ruhig aus, aber mach nur, was du wirklich möchtest, und sei dir bewusst,

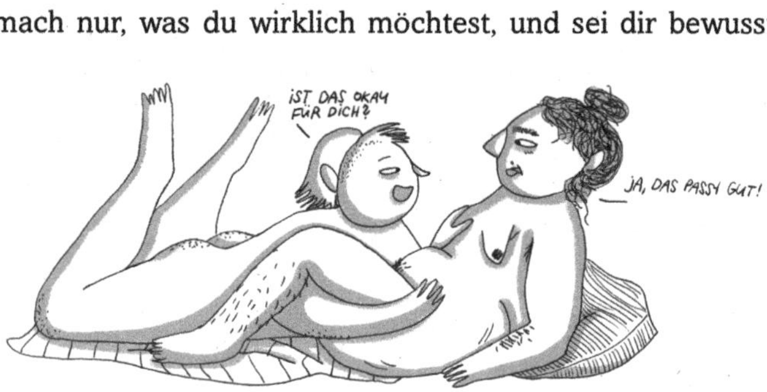

dass du jederzeit Stopp sagen darfst und die andere Person darauf hören muss.

Sexting

Manche Leute mögen es, der*dem Partner*in intime Fotos von sich zu schicken. Das kann die andere Person freuen oder anmachen, doch auch hier sollte sie dich nie dazu drängen oder überreden. Wenn du Bock drauf hast, go for it, aber pass dabei ein bisschen auf. Du solltest die Person gut kennen und ihr vertrauen, bevor du ihr intime Bilder von dir schickst. Denn leider bleiben diese Bilder nicht immer ausschließlich in den Händen der Person, für die sie gedacht waren, und es gibt nun wirklich Schöneres als die Vorstellung, dass die ganze Schule deine Nacktbilder auf dem Smartphone hat. Eine Vorsorge gegen den Missbrauch deiner Bilder gibt es nicht, und du gehst immer ein Risiko ein, wenn du intime Fotos von dir verschickst. Aber: Auch wenn die Bilder die Runde machen: Du bist nicht schuld. Das fühlt sich vielleicht zum Kotzen und superpeinlich an, aber nicht du bist schuld, sondern die Person, die die Bilder rumgeschickt hat. Und das ist nicht nur uncool, sondern sie macht sich damit in vielen Fällen sogar strafbar.[12]

Wenn dir aus welchem Grund auch immer ein intimes Foto in die Hände fallen sollte, das nicht für dich gedacht war, leite es nicht weiter, sondern sag der Person, von der du es bekommen hast, dass das alles andere ist als cool, und biete der Person, um deren Bilder es hier geht, deine Hilfe an.

Noch mal zurück zum Sex an sich: Nimm dir Zeit, lass dich nicht unter Druck setzen, und setze auch andere nicht unter

Druck. Sex ist etwas sehr Intimes, und alle Menschen haben einen anderen Zugang dazu. Probiere niemals, jemanden zu etwas zu drängen, zu überreden oder eine Person, die Nein gesagt hat, durch Berührungen oder Worte dazu zu bringen, doch noch mit dir zu schlafen. Wenn jemand keinen Sex mit dir möchte, hat sie*er ihre*seine Gründe, und die Person ist nicht dazu verpflichtet, dir zu sagen, wieso. Du weißt nicht, was eine Person erlebt hat und was sie in einem bestimmten Moment vielleicht davon abhält, mit dir zu schlafen. Nein heißt Nein, und Sex ohne die Zustimmung der anderen Person ist kein Sex. Knutschen, Ausziehen, Anfassen und knappe Klamotten sind keine Einladung zum Sex, und im besten Fall redet ihr vorher kurz darüber, ob ihr das beide möchtet. Das müssen keine stundenlangen Gespräche sein. Sätze wie »Alles gut?«, »Willst du mit mir schlafen?«, »Ist es okay, wenn ich dich küsse, wenn ich dich anfasse, an dieser Stelle hier berühre?« reichen schon aus. Wenn eine Person nicht möchte, musst du das akzeptieren. Versucht, so klar wie möglich miteinander zu kommunizieren, damit alle Beteiligten mit der Situation cool sind.

Konsens

Einvernehmlicher Sex ist Sex, dem alle Beteiligten zustimmen. Eine Person, die betrunken ist, unter dem Einfluss von Drogen steht oder in irgendeiner Art und Weise von dir abhängig ist, ist nicht in der Lage zuzustimmen. Ansonsten gilt: Nein heißt Nein, und Ja heißt Ja.[13]

Sex ist nicht nur dazu da, eine andere Person zu befriedigen, und du solltest nichts tun, weil du denkst, dass du das musst. Wenn jemand etwas mit dir macht, was du nicht möchtest, kommuniziere das, und versuche, dich aus der Situation zu befreien. Dinge, die ohne deine Zustimmung passieren, sind – ob in einer Beziehung oder bei einem One-Night-Stand – nicht okay, und das solltest du kommunizieren. Das ist nicht immer einfach, und häufig stehen Druck und Selbstzweifel im Weg. Wenn du in eine Situation gerätst, in der dich jemand unter Druck setzt und Dinge von dir verlangt, die du nicht möchtest, hab keine Selbstzweifel, sondern hör auf deine Intuition und dein Bauchgefühl. Versuch, die Situation zu verlassen, mach auf dich aufmerksam, und rede darüber – wende dich an Freund*innen, eine erwachsene Vertrauensperson oder eine der Beratungsstellen im Anhang, und geh im Notfall zur Polizei. Das gilt auch für den Fall, wenn dir erst im Nachhinein bewusst wird, dass eine Person deine Grenzen ignoriert und dein Nein nicht ernst genommen hat. Und denk dran – egal, wie peinlich dir das alles ist und wie beschissen du dich jetzt fühlen magst –, du bist nicht schuld!

Selbstbefriedigung und Pornos

Selbstbefriedigung kann helfen zu erkennen, was man mag und was man beim Sex will. Also probier ruhig erst mal bei dir selbst aus, was dir gefällt. Wo und wie berührst du dich am liebsten? Magst du es eher langsam oder schnell? Wie kommst du zum Orgasmus? Wenn du keine Lust darauf hast, dich selbst anzufassen, ist das auch überhaupt nicht schlimm und total okay. Vielleicht ist es noch zu früh und du hast irgendwann Lust drauf, lass dir Zeit und setz dich selbst nicht unter Druck – auch wenn alle anderen in der Klasse davon reden. Und falls niemand drüber reden sollte und du dir komisch vorkommst, weil du regelmäßig masturbierst: Fast alle Menschen befriedigen sich selbst – manche öfter, einige seltener, manche auch gar nicht. Selbstbefriedigung ist auf jeden Fall nichts Schlimmes. Im Gegenteil: Sie hilft gegen Stress, kann bei Regelschmerzen krampflösend wirken und eine gute Startrampe für den ersten Sex sein.

Während einige Menschen ohne Hilfsmittel masturbieren, greifen andere zu Sextoys oder schauen sich Pornos an. Für viele Menschen gehören Pornos und Selbstbefriedigung zusammen, doch irgendwie scheinen sich die meisten Pornos immer noch vor allem an Jungs und Männer zu richten. Laut dem Jahresrückblick, den die Porno-Plattform Pornhub jedes Jahr veröffentlicht, waren 2018 nur 24 % aller User*innen in Deutschland weiblich, und in vielen anderen Ländern sieht es ähnlich aus.[14] Haben Mädchen vielleicht einfach keine Lust auf Pornos? Vermutlich schon, aber das liegt nicht daran, dass Mädchen ›von Natur aus‹ kein Interesse an Pornos haben, sondern daran, dass die meisten Mainstream-Pornos von männlichen Produzenten und für den männlichen Blick produziert sind. Frauen werden dort leider oft wie Objekte behandelt. Statt um gleichberechtigten und respektvollen Sex auf Augenhöhe geht es in vielen Mainstream-Pornos darum, Frauen zu erniedrigen. Kein Wunder, dass Mädchen und Frauen da nicht so gerne Pornos schauen.

Leider bekommen viele Leute durch Pornos ein völlig falsches Bild von Sexualität, Körpern und Orgasmen. Die Situationen in Mainstream-Pornos sind oft unrealistisch, die Dialoge platt, und Sex wird meist weder romantisch oder sinnlich noch lustig oder unbeholfen dargestellt. Damit ist das alles weit entfernt vom Sex der meisten Menschen in der Realität. Es geht beim Sex nicht nur darum, möglichst schnell abzuspritzen oder irgendwas ganz wild irgendwo reinzustecken und dabei laut zu stöhnen. Frauen sind keine willenlosen Sexmaschinen, nicht alle Menschen sind superschlank, tragen immer heiße Unterwäsche und nicht alle Körper sind komplett rasiert und eingeölt.

Es ist nichts dabei, Pornos zu schauen oder sich dabei erregt zu fühlen, aber hab einfach auf dem Schirm, dass das, was du da siehst, im Studio mit professionellen Darsteller*innen gefilmt wurde und alle dort eine Rolle spielen. Diese Personen haben teilweise jahrelang dafür trainiert und machen – ähnlich wie Leistungssportler*innen – Dinge, die nicht jede*r einfach mal eben so ohne Training kann. Pornos sind nicht die Realität. Viele Jungs bekommen durch Pornos Performancedruck, und auch für Mädchen und Frauen sind Mainstream-Pornos oft kein guter Einstieg ins Sexleben und in vielen Fällen ein absoluter Abturner. Weder du noch dein*e Sexualpartner*in ist ein Pornostar, und alle sind mal aus der Puste, haben keine Lust, kommen nicht oder haben komische Unterwäsche an.

Es gibt aber auch Pornos, die anders sind. Viele Produzent*innen setzen dem Mainstream-Markt etwas entgegen, indem sie queere, feministische und alternative Pornos produzieren und sicherstellen, dass sich auch am Set alle wohlfühlen und die Arbeitsbedingungen stimmen. Statt ausschließlich Nahaufnahmen von Genitalien und platten Dialogen sieht man in alternativen Pornos auch Gespräche, Streicheln, Kuscheln, verschiedene Körper, Menschen mit unterschiedlichen sexuellen Orientierungen und ganz diverse Storylines und Dialoge.

Labels und so

Sexuelle Orientierung

Viele Leute entdecken ihre sexuelle Orientierung vor oder während der Pubertät, einige auch schon im frühen Kindesalter, und andere wiederum erst, wenn sie schon 20, 30 oder 40 sind. Einige Menschen finden ihre sexuelle Orientierung noch später, andere suchen ihr ganzes Leben danach. Wieder andere wissen schon sehr früh, was Phase ist und auf wen sie stehen. Ihre sexuelle Orientierung steht für sie einfach irgendwann fest.

In einer Gesellschaft, in der so gut wie alles auf Heterosexualität ausgelegt ist, kann es ziemlich schwierig sein, die eigene sexuelle Orientierung zu finden – besonders wenn sie anders als die der meisten anderen Leute zu sein scheint. Hattest du innerhalb der letzten Jahre, die vermutlich vor allem aus Lernen, Freund*innen und Hobbys bestanden, überhaupt Zeit und Raum, dir echte Fragen zu deiner eigenen sexuellen Orientierung zu stellen?

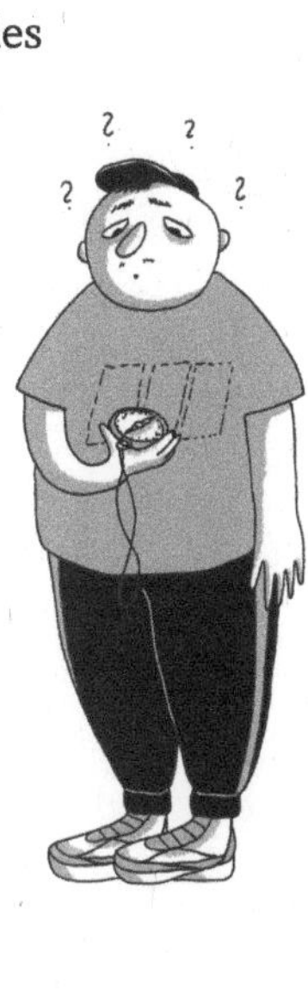

Bin ich wirklich hetero? Bewundere ich dieses Mädchen aus der Parallelklasse nur, oder

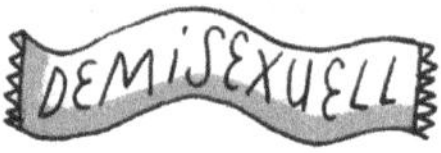

steh ich vielleicht ein bisschen auf sie? Stell dir öfter mal solche Fragen, und denk drüber nach, inwieweit du von deinen Eltern, den Medien und der Gesellschaft vielleicht bisher eher in eine bestimmte Richtung geschickt wurdest. Wichtig ist: Es heißt sexuelle Orientierung, weil es sich dabei tatsächlich um eine Orientierung handelt. Die muss aber auch nicht für immer sein. Auf wen du stehst, kann sich immer wieder verändern und weiterentwickeln. Es ist eben eine Richtung, in die man sich orientiert. Verlaufen kann man sich dabei eigentlich nicht. Und falls doch, ist das meistens halb so wild, solange du dabei niemanden verletzt. Also halt die Augen offen, dann wird's auch nicht so schnell langweilig.

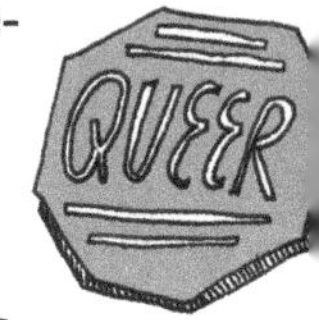

Labels wie »lesbisch«, »schwul« oder »asexuell« können helfen, komplexe und verwirrende Dinge wie die eigene sexuelle Orientierung überhaupt in Worte zu fassen. Viele Menschen haben zuerst ein diffuses Gefühl, finden irgendwann das passende Label dazu und fühlen sich in den meisten Fällen dann nicht mehr so komisch wie vorher, weil sie sich mit dem Label identifizieren können. Oft hilft ein Label dabei, mit der eigenen sexuellen Orientierung besser klarzukommen. Labels können erleichternd und befreiend wirken, und damit einher geht meist auch das Gefühl, nicht allein zu sein: Auf einmal hast du ein Wort für etwas, das du vorher nicht verstanden hast, und

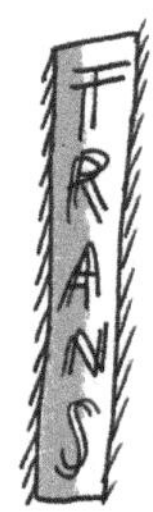

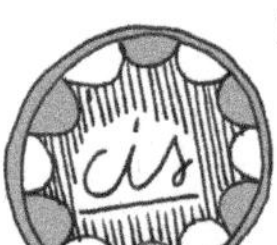

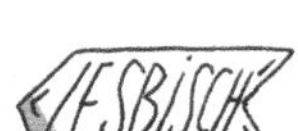

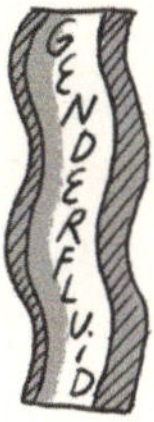

bist plötzlich Teil eines ziemlich coolen internationalen Clubs mit vielen, vielen interessanten Mitgliedern. Und auch, wenn's im echten Leben gerade vielleicht hart ist, kannst du dir sicher sein, Teil einer größeren Community zu sein.

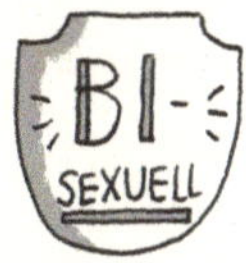

Labels können aber auch einengen, unter Druck setzen und wie Schubladen funktionieren. Daher verzichten einige Menschen lieber darauf oder wählen ein offenes Label, um nicht so ins Detail gehen zu müssen: queer.

Manchmal ist ein Label für eine Weile sehr befreiend, passt aber irgendwann vielleicht einfach nicht mehr so richtig gut zu dir. Labels sind nicht für die Ewigkeit, und du musst es dir ja nicht direkt tätowieren lassen. Was zu dir passt, bestimmst du allein – genau wie den Zeitpunkt, an dem es so weit ist, sich vielleicht wieder von ihm zu verabschieden. Ob, wann und wie du dein Label den Menschen in deinem Umfeld kommunizierst, bleibt dir überlassen. Nimm dir deinen Raum, und lass dich nicht unter Druck setzen. Und ganz wichtig: Labels sind Selbstbezeichnungen und sollten nicht für andere Personen genutzt werden, ohne dass diese Leute sich selbst so bezeichnen.

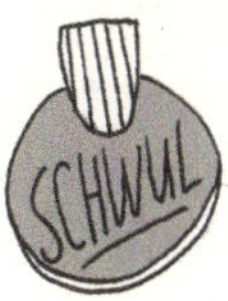

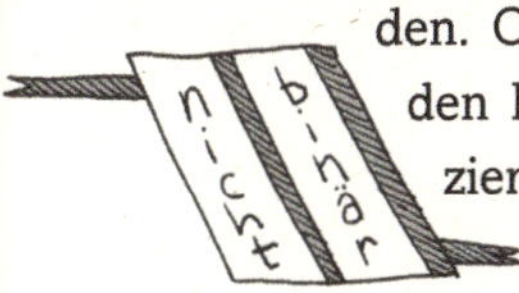

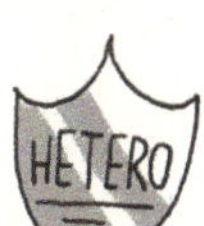

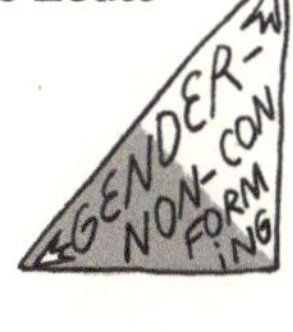

Schwul

Du bist ein Mann und stehst auf Männer? Dann bist du vermutlich schwul. Auch wenn schwule Männer in unserer Gesellschaft halbwegs akzeptiert sind, wird »schwul« umgangssprachlich immer noch häufig als Schimpfwort verwendet. Spoiler: Das geht gar nicht.

Schwul ist eine Selbstbezeichnung, die für viele männerliebende Männer funktioniert, einige bezeichnen sich lieber als queer, gay oder als Männer, die Sex mit Männern haben. Du suchst dir am besten selbst die Bezeichnung aus, mit der du dich am wohlsten fühlst.

Lesbisch

Du bist eine Frau und fühlst dich zu Frauen hingezogen? Höchstwahrscheinlich bist du lesbisch und wirst bald feststellen, dass du Liebesbeziehungen ausschließlich mit Frauen führen möchtest. Manche Männer denken, lesbische Frauen seien heimlich hetero und müssten nur erst noch den Richtigen treffen. Träumt weiter, Boys, lesbische Frauen haben wirklich kein Interesse an euch und wollen weder mit euch ins Bett noch von euch umgepolt werden. Lesben lieben Frauen, *get over it.*

Bisexuell

Du fühlst dich sowohl zu Männern als auch zu Frauen hingezogen? Dann bist du mit großer Wahrscheinlichkeit bisexuell. Leider werden Bisexuelle häufig als »nicht gay genug« oder »unentschieden« abgestempelt. Während Jungs oft vorgeworfen wird, sie seien heimlich schwul, wird bisexuellen Mädchen und Frauen oft nachgesagt, dass sie ja eigentlich heterosexuell seien und nur Lust auf ein Abenteuer hätten. Lass dich davon nicht abschrecken, und steh zu deiner Bisexualität. Es gibt mehr Bisexuelle, als du denkst.

Pansexuell

Pansexualität ist sozusagen die Verlängerung von Bisexualität, da sie nicht nur Männer und Frauen, sondern auch Menschen anderer Geschlechter wie zum Beispiel nicht binäre Personen (Personen, die sich weder als männlich noch als weiblich definieren) als potenzielle Partner*innen mit einschließt. Leider ist diese sexuelle Orientierung nur wenigen Menschen ein Begriff und sorgt bei vielen Leuten für Verwirrung. Aber: Verwirrung ist immer gut, also trau dich, und erzähl den Leuten, wer du bist.

Asexuell

Du hast kein Verlangen danach, mit einer anderen Person sexuell aktiv zu werden? Du empfindest keine oder nur sehr wenig sexuelle Anziehung zu anderen Menschen und kannst den ganzen Hype um das erste Mal nicht so ganz nachvollziehen? Sex ist dir irgendwie egal? Es könnte sein, dass du asexuell bist. Auch hier gilt: Es gibt nicht nur die eine oder die andere Seite. Wie andere sexuelle Orientierungen auch ist Asexualität keine Einbahnstraße, sondern ganz unterschiedlich. Einige Asexuelle sehnen sich nach romantischer Liebe, wollen aber keinen Sex, andere masturbieren, können sich Sex mit einer anderen Person aber nicht vorstellen. Manche lehnen sexuelle Aktivitäten komplett ab und wollen Sex weder mit sich selbst noch mit anderen praktizieren. Andere finden Sex ganz okay und können sich mit der richtigen Person darauf einlassen, und wieder andere ziehen Umarmungen, Kuscheln und Händchen halten (anderen) sexuellen

Aktivitäten vor. Einige Asexuelle haben Sex nur zum Kinderkriegen, manche finden Nähe und Intimität in freundschaftlichen Beziehungen und haben null Interesse an romantischen Liebesbeziehungen. Intimität funktioniert schließlich nicht nur über sexuelle Interaktion. Und wo ist schon die Grenze zwischen dem Austausch von Zärtlichkeiten und Sexualität?

Wir halten fest: Asexualität schließt romantische und auch sexuelle Partner*innenschaften nicht aus, die Grenzen zwischen Zärtlichkeiten und Sexualität sind individuell, und Asexualität hat so viele Facetten wie der Regenbogen. Das Wichtigste ist: Es liegt an dir selbst zu entscheiden, ob dieses Label das passende für dich ist.[15]

Demisexuell

Wenn deine Freund*innen ständig über die Attraktivität und Sexyness von Leuten reden, die sie kaum kennen, schaltest du ab? Du spürst Verlangen nach sexueller Interaktion nur, wenn du eine tiefe emotionale Verbindung zu einer Person entwickelt hast? Auch dafür gibt es einen Begriff: demisexuell. Demisexualität liegt irgendwo zwischen den Spektren asexuell und sexuell und ist leider außerhalb der asexuellen Community noch nicht so richtig bekannt. Aber auch das ist kein Grund zur Sorge: Bei dir braucht es einfach etwas mehr Zeit, Nähe und Vertrauen als bei anderen.[16]

Heterosexuell

Du bist eine Frau und stehst auf Männer oder bist ein Mann und stehst auf Frauen? Dann bist du vermutlich heterosexuell und gehörst zu den Menschen, die es in unserer Gesellschaft am leichtesten haben. Während Bisexuelle, Lesben,

Schwule und andere Queers sich oft erklären und für ihre sexuelle Orientierung rechtfertigen müssen, läuft bei dir vermutlich alles relativ entspannt. Klar, sich verlieben ist nicht einfach, und der erste Liebeskummer ist die Hölle, aber hey, immerhin musst du dich weder outen und noch ständig rechtfertigen. Deine Verwandtschaft wird deine*n erste*n Freund*in zwar vielleicht skeptisch mustern, aber nicht von vornherein ablehnen, weil sie*er ihrer Meinung nach die falschen Genitalien hat, um mit dir zusammen zu sein.

Queer

Statt auf eines der hier genannten Labels zurückzugreifen, bezeichnen sich einige nicht heterosexuelle Menschen lieber als queer. Viele tun das, weil ihnen ihre sexuelle Orientierung zu privat ist, um sie irgendwelchen fremden Personen auf die Nase zu binden, andere berufen sich mit der Selbstbezeichnung »queer« auf die Geschichte des Begriffs. Vor gar nicht so langer Zeit galt »queer« in den USA noch als übles Schimpfwort. Queer hieß merkwürdig, strange, seltsam, sonderbar, eigenartig, anders. Heute ist der Begriff aber eine Sammelbezeichnung für verschiedene sexuelle Orientierungen und Geschlechtsidentitäten außerhalb der heterosexuellen Norm. »Queer« ist also gleichzeitig auch ein politischer Kampfbegriff. Das Besondere an dem Label: »Queer« umfasst nicht nur Menschen unterschiedlicher sexueller Orientierungen, sondern auch Menschen mit verschiedenen Geschlechtsidentitäten. Die Queer Community ist also ein großer internationaler Club für alle Menschen, die nicht in das heterosexuelle Mann-Frau-System passen (möchten).

LGBTQIA+

Alle Orientierungen, die von der heterosexuellen Norm abweichen, werden häufig als LGBTIQIA+ zusammengefasst. Vielleicht hast du diese Abfolge in dieser oder einer leicht abweichenden Form schon mal irgendwo gesehen und vergisst immer wieder, wofür sie steht?! LGBTQIA+ steht für Lesbian, Gay, Bisexual, Trans, Queer, Intersex, Asexual + und damit für alle Personen mit sexuellen Orientierungen und Geschlechtsidentitäten, die von der Mehrheitsgesellschaft häufig übersehen, unsichtbar gemacht und/oder diskriminiert werden. Stell dir die LGBTQIA+-Community einfach wie eine große Familie vor, die sich gegenseitig auffängt, wenn die anderen mal wieder ihre sexuelle Orientierung oder Identität anzweifeln.

Die Mitglieder der Queer- und der LGBTQIA+-Community eint, dass ihre sexuelle Orientierung und/oder ihre Geschlechtsidentität nicht den Vorstellungen der heterosexuellen Mehrheitsgesellschaft entspricht. Da sich die beiden letztgenannten Labels sowohl auf die sexuelle Orientierung als auch auf die Geschlechtsidentität beziehen, ist es möglich, dass auf dich mehrere Labels passen.

Coming-out

Die Labelsuche ist Teil des Coming-out-Prozesses. Viele verstehen darunter den Schritt, die eigene sexuelle Orientierung der Familie und den Freund*innen mitzuteilen, doch das ist erst der zweite Teil des Coming-outs. Viel wichtiger ist das innere Coming-out, das vorher stattfindet. Das ist der

Moment, in dem du für dich selbst feststellst: »Ich bin bisexuell/asexuell/schwul/lesbisch/x.« Es ist die Erkenntnis: »Ich will mit Frauen und Männern/Männern/Frauen/x zusammen sein.« Das erfordert ziemlich viel Mut und kann eine ganze Weile dauern.

Es geht schließlich darum, sich die eigene sexuelle Orientierung oder Geschlechtsidentität einzugestehen, sich von den Erwartungen der anderen zu verabschieden und selbstbewusst mit sich und dem eigenen Empfinden zu werden.

Dieser Prozess kann drei Monate oder fünf Jahre dauern, bei einigen braucht es länger, andere sind sich von klein auf über ihre sexuelle Orientierung im Klaren. Bei vielen passiert das in der Pubertät, bei anderen erst viel später. Das ist eine sehr individuelle Sache, also lass dir ausreichend Zeit, und sei geduldig mit dir selbst.

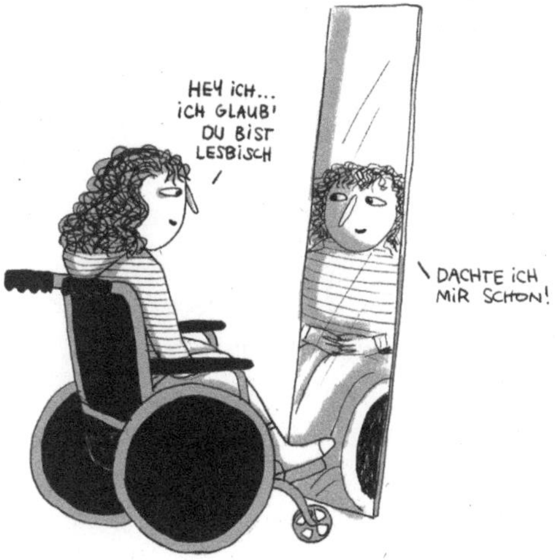
HEY ICH...
ICH GLAUB'
DU BIST
LESBISCH
DACHTE ICH
MIR SCHON!

Wenn du das geschafft hast und dir deiner sexuellen Orientierung sicher bist, kannst du sie nach außen tragen. Fang vielleicht nicht mit dem konservativen Großonkel an, sondern lieber mit Leuten, die dir näherstehen und denen du vertraust. Für einige ist es auch einfacher, Freund*innen davon zu erzählen, bevor sie sich an die Familie wenden. Such dir vielleicht ein, zwei gute Freund*innen, denen du dich zuerst anvertraust. So bist du auch abgesichert, falls es mit der Familie vielleicht doch nicht so gut laufen sollte.

Während ihm das innere Coming-out recht schwerfiel, hat Kostas ziemlich gute Erfahrungen mit dem Coming-out vor der Familie und im Freundeskreis gemacht.

»Das innere Coming-out war für mich viel schwieriger als das äußere. Für mich ist es irgendwie seltsam, dass ich so lange damit zu kämpfen hatte, denn ich hatte schon früh schwule und lesbische Freunde und habe das nie als etwas ›Komisches‹ angesehen. Obwohl ich schon früh angefangen habe, rumzuexperimentieren und homosexuelle Erfahrungen zu sammeln, hat es ziemlich lange gedauert, bis ich zu mir selbst gesagt habe: ›Yup, ich bin schwul!‹ Aber so ungewöhnlich ist es ja nicht, dass einem das schwerer fällt, wenn es einen selbst betrifft statt andere. Ich kann gar nicht genau sagen, ab wann ich mir sicher war. Aber jetzt, rückblickend, sehe ich, dass ich eigentlich schon ziemlich früh wusste, wie sehr mich Typen interessieren.

Das äußere Outing ging dann zum Glück relativ leicht über die Bühne. Mit 19 habe ich mich so richtig geoutet, das war, als ich angefangen habe, meinen Freund zu daten. Ein paar engen Freunden habe ich vorher schon von Dates mit Typen erzählt, aber die hat's gar nicht gejuckt.

Ich habe echt Glück, ein super entspanntes und reflektiertes Umfeld zu haben. Auch wenn ich mir nicht vorstellen konnte, dass einer meiner Freunde negativ reagiert, wäre es gelogen, wenn ich sagen würde, dass ich nicht aufgeregt war. Ein bisschen pauschal klangen die Reaktionen, die es letztendlich gab. Entweder hieß es: ›WAS? Oh mein Gott, okay? :D‹, oder: ›Ja, das dachte ich mir schon.‹ Trotzdem habe ich auch vereinzelt negative Erfahrungen gemacht, aber die lassen sich zum Glück an einer Hand abzählen. Und wirklich benachteiligt behandelt gefühlt habe ich mich bisher noch nie. Zumindest nicht wegen meiner Sexualität.

Wichtig ist: Lass dir Zeit! Ich weiß, dass man gerade als junger Mensch immer versucht, sich zugehörig zu fühlen und zu verstehen, wer man ist, aber es ist okay, sich nicht sofort sicher mit seiner sexuellen Orientierung zu sein. Und gib auch den Menschen Zeit, vor denen du dich geoutet hast. Man selber verbringt meist seeeehr lange mit diesen Gedanken und hat Zeit, sich daran zu gewöhnen. Wenn du's beispielsweise deiner Mum erzählst und sie es das erste Mal hört, muss sie es vielleicht auch erst mal gedanklich einordnen. Sie hat schließlich vermutlich vorher noch nicht drüber nachgedacht.

Früher dachte ich immer, erst nach dem Outing kann man wirklich sein, wer man ist. Das stimmt zwar zum Teil, aber ich denke mittlerweile auch, dass man sich damit wirklich Zeit lassen kann und sollte, wenn man sich zu unsicher ist, wie das Umfeld reagiert. Stell dir vor, du lebst in einem sehr konservativen Umfeld, die Menschen um dich herum reagieren nicht, wie du es dir gewünscht hast, und du musst trotzdem noch ein paar Jahre dort leben.

Ich bin ziemlich offen und gehe selbstbewusst mit meiner Sexualität um, aber trotzdem checke ich natürlich eine Situation ab, wenn sie neu ist. Alles andere wäre ja auch fahrlässig mir selbst gegenüber.«

Kostas Kind lebt in Potsdam
und ist YouTuber und Videokünstler.
Ihr findet ihn auf YouTube als Kostas Kind und
auf Instagram unter @koschtaaa.

So ein Coming-out erfordert sehr viel Mut und Selbstbewusstsein und ist alles andere als einfach. Wenn's dir persönlich schwerfällt, schreib deinen Eltern einen Brief oder eine E-Mail, aber such danach auf jeden Fall das Gespräch und den Kontakt zu den Leuten, die es deinem Empfinden nach wissen sollten. Deine sexuelle Orientierung sollte kein Tabuthema sein, denn schließlich ist sie ein Teil von dir.

Vielleicht sind deine Eltern gar nicht überrascht und freuen sich mit dir, vielleicht brauchen sie aber auch eine Weile, um mit deiner Nachricht zurechtzukommen. Viele Eltern sind erst einmal ein wenig enttäuscht, weil das ganze Kartenhaus, das sie sich für dein Leben vorgestellt haben, in ihren Augen mit einem Schlag zusammenbricht. Die meisten Eltern verstehen aber recht schnell, dass das gar nicht so sein muss. Schließlich können auch nicht heterosexuelle Menschen Kinder kriegen und auch heterosexuelle Menschen sich gegen Kinder entscheiden. Das Argument mit den Enkelkindern zieht also nicht. Auch wenn sie anfangs vielleicht nicht gerade cool reagieren, berappeln sich die meisten Eltern nach einer Weile und stehen zu ihrem Kind.

Trotzdem kann es sein, dass du dich im ersten Moment zurückgewiesen, verstoßen und alleingelassen fühlst. Wende dich an eine Vertrauensperson oder gute Freund*innen, such im Internet nach Informationen und Erfahrungsberichten zu deiner Situation, und/oder kontaktiere eine Beratungsstelle aus dem Anhang. Du bist nicht alleine. Sehr viele Menschen kennen diesen Prozess und haben ihn bereits durchgemacht und überstanden.

Sollten deine Eltern mit deinem Coming-out so gar nicht zurechtkommen, soll das erst recht nicht allein deine Sorge bleiben. Es gibt zahlreiche Beratungsstellen, Stammtische und Hotlines, an die du dich wenden kannst, und vielleicht hast du dich ja bereits vorher bei Freund*innen geoutet, die zu dir halten und bei denen du unterkommen kannst, wenn du ein wenig Abstand von deiner Familie brauchst. Sollte deine Familie extrem konservativ sein, kannst du dir den Schritt mit dem Coming-out vielleicht aufsparen, bis du ausgezogen bist. So kannst du von deiner sexuellen Orientierung dann erzählen, wenn du genug Abstand hast und dich in dein eigenes Zuhause zurückziehen kannst.

Wie es sein kann, sich vor einer sehr konservativen Familie zu outen, weiß Maria. Sie wurde in Bulgarien geboren und wuchs in Deutschland auf, verbrachte die Sommerferien während ihrer Schulzeit jedes Jahr bei ihren bulgarischen Verwandten. Dieser Teil ihrer Familie war vor allem in ihren Teenagerjahren sehr wichtig für sie. Während ihr Coming-out bei ihren Eltern, ihrem Bruder und ihrem Freundeskreis ganz easy lief, reagierte ihre streng protestantische Familie mit Ablehnung.

»Nachdem ich mich bei meinen Eltern und meinem Bruder schon geoutet hatte, war es mir wichtig, auch meiner erweiterten Familie, die mir sehr am Herzen lag, zu erzählen, dass ich in einer glücklichen Beziehung mit einer Frau war. Das Coming-out in der Großfamilie war alles andere als angenehm: Meine Oma hat angefangen zu schluchzen, und niemand hat mehr was gesagt, und dann wurde die jüngste Cousine vorgeschoben, um mir zu sagen, dass das nicht mit unserem Glauben zusammenpassen würde. Ich habe dann irgendwann den Kontakt zu meiner Familie stark eingeschränkt.

Ich war damals in einer sehr privilegierten Position. Ich war bereits erwachsen, hatte meine Eltern und meinen gesamten Freundeskreis hinter mir und besaß daher ziemlich viel Selbstbewusstsein, damit so offen umzugehen. Aber das ist nicht bei allen Menschen der Fall, und über allem steht immer: Schütz dich selbst, bring dich nicht in Gefahr, und hör auf dein Bauchgefühl! Du bist nicht verpflichtet, es deinen Eltern zu sagen, und du solltest nichts pushen, wofür du noch nicht sicher genug bist. Es kann einen krank und tief unglücklich machen, sich zu verstecken. Es ist aber auch wichtig, den richtigen Zeitpunkt zu erwischen.

*Mir hat damals die Telefonseelsorge der DIAKONIE geholfen. Ähnliche Angebote gibt es auch für Muslim*innen (MuTeS) und Jüd*innen (Jüdische Telefonseelsorge). Ich habe da ein paarmal angerufen, um mich auf Gespräche mit meiner Familie vorzubereiten. Da kann man zum Beispiel nachfragen, was in der Bibel oder im Koran wirklich über Homosexualität steht. Die Leute, die dort arbeiten, zumindest die, mit denen ich damals gesprochen habe, sind total offen und kennen sich gut aus.*

Ich wünsche allen Menschen in einer ähnlichen Situation den Mut und das Umfeld, zu sich selbst zu stehen, auch wenn man dafür vielleicht den Kontakt zu Menschen verliert, die man mal geliebt hat.«

Maria lebt in Berlin und ist Moderatorin und Redakteurin bei Auf Klo. Ihr findet sie auf YouTube unter Auf Klo und auf Instagram als @maria.popov.

Dein Freundeskreis hat es vermutlich schon geahnt und dich vielleicht sogar bei deinem inneren Coming-out begleitet. Wahrscheinlich wird kaum eine*r deiner engeren Freund*innen überrascht sein, wenn du ihnen deine sexuelle Orientierung eröffnest, und vielleicht gibst du deinen Freund*innen ja sogar den letzten Stups, sich ebenfalls zu outen. Eine*r muss eben immer den ersten Schritt machen.

Von Personen, die mit deinem neuen Label nicht klarkommen, solltest du dich am besten in Zukunft fernhalten. Vielleicht verlierst du ein paar Freund*innen, aber die waren es dann sowieso nie wert. Schreck nicht davor zurück, dich von Freund*innen zu verabschieden, die dich nicht so akzeptieren wollen, wie du bist.

Falls du aus irgendeinem Grund wissen (oder auch nur vermuten) solltest, dass jemand anders in deiner Klasse asexuell, schwul, lesbisch oder bisexuell ist, behalt es für dich, bis die Person es dir selbst erzählt. Das Coming-out ist ein sehr intimer, emotionaler und anstrengender Prozess, und wann und wie jemand mit ihrer*seiner sexuellen Orientierung nach außen treten möchte, entscheidet sie*er ganz allein. Andere Leute outen ist absolut tabu – sowohl im Internet als auch auf dem Schulhof.

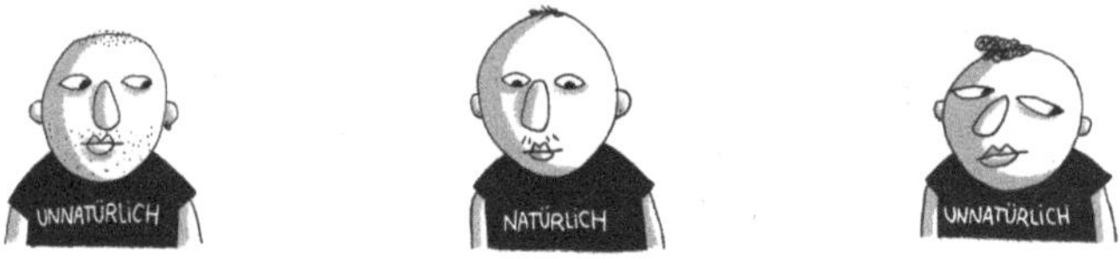

Heteronormativität: Was ist eigentlich ›normal‹, und wer legt das fest?

Aber was ist eigentlich mit den Heteros unter euch? Habt ihr euch schon geoutet? Ja, das ist zugegebenermaßen ziemlich unfair. Alle müssen diesen anstrengenden Coming-out-Prozess hinter sich bringen – bis auf heterosexuelle Menschen. Dass Männer auf Frauen und Frauen auf Männer stehen, wird in unserer Gesellschaft als ›normal‹ und ›natürlich‹ angesehen. Wir leben in einer – Achtung, Zungenbrecher – heteronormativen Welt, sind fast ausschließlich von heteronormativen Medien umgeben und werden heteronormativ erzogen.

Kurz: Alle gehen davon aus, dass ›im Normalfall‹ alle hetero sind, dass es ausschließlich Männer und Frauen gibt, die sich sexuell aufeinander beziehen. Alles, was davon abweicht, fällt aus der Norm und wird teilweise sogar als ›unnatürlich‹ bezeichnet. Aber Normen sind keine Naturgesetze, sondern sie werden von Menschen gemacht und sind hinterfrag- und änderbar. Klar, der Großteil der Menschen in Deutschland bezeichnet sich als heterosexuell[17], aber was zum Teufel ist schon ›natürlich‹?

Heterosexualität wird uns vorgelebt und prasselt tagtäglich und vom frühen Kindesalter an über alle möglichen Kanäle auf uns ein. Im Kindergarten und in der Schule, in Kinder-

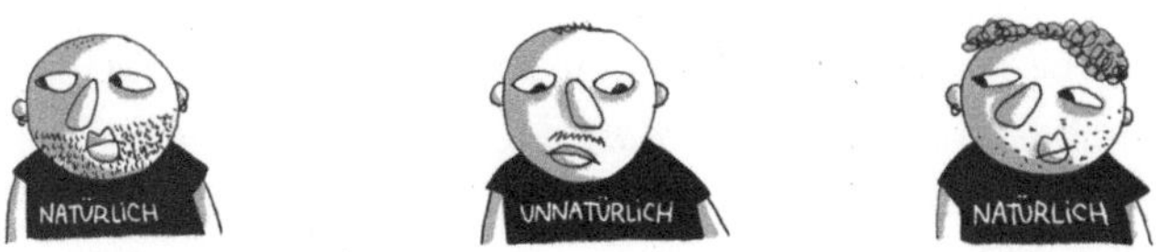

büchern und Romanen, in der Werbung und in den meisten Filmen sind die Charaktere heterosexuell. Meist gehen unsere Eltern bei unserer Geburt erst einmal davon aus, dass wir heterosexuell werden, Kinder in die Welt setzen, vielleicht ein Haus bauen und so weiter. Im Kindergarten wird Mutter – Vater – Kind gespielt, in der Werbung küssen sich Mann und Frau, und auch im Kino sind die Charaktere zu großen Teilen heterosexuell. Als normal gelten ›Mama, Papa, Kind‹ und ›Frau verliebt sich in Mann‹, nicht ›Frau verliebt sich in Frau‹ und ›Vater – Vater – Kind‹. Das kann für eine Person, die nicht heterosexuell ist, ganz schön verletzend sein und dazu führen, dass man sich komisch fühlt, weil man seine eigene sexuelle Orientierung nie in der Werbung oder in Filmen widergespiegelt bekommt. Klar, nicht heterosexuelle Menschen sind statistisch gesehen in Deutschland in der Unterzahl, aber sie existieren und möchten auch gesehen und akzeptiert werden.

Diese grundsätzliche Annahme, dass die Norm hetero ist, führt dazu, dass so etwas wie das Coming-out überhaupt existiert. Personen, die aus dem heterosexuellen Raster herausfallen, fällt es häufig schwer, ihre eigene sexuelle Orientierung zu akzeptieren, weil das eben auch bedeutet, sich selbst einzugestehen, ›anders‹ zu sein und von der Norm abzuweichen. Das erschwert vielen Menschen ein entspanntes Aufwachsen und führt im Zweifelsfall sogar dazu, dass Jugendliche, die nicht dem heteronormativen Bild entsprechen, gemobbt oder ausgeschlossen werden. Also – falls du hetero bist, hab auf dem Schirm, dass du viele Vorteile hast, und hab Verständnis dafür, dass queeren Menschen das Aufwachsen etwas schwerer gemacht wird. Sei für deine queeren Freund*innen da, zeig Verständnis, und halte ihnen den Rücken frei.

Und jetzt stell dir mal eine Welt vor, die so offen und vielfältig ist, dass ein Coming-out für niemanden mehr notwendig ist – egal, wie und wen man liebt. Ist das nicht eine schöne Vorstellung?

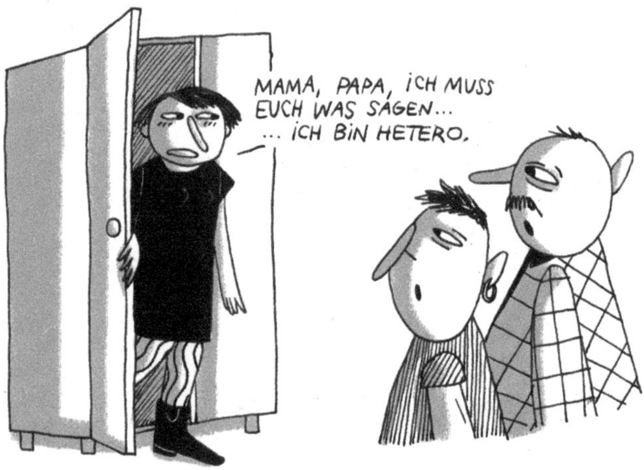
MAMA, PAPA, ICH MUSS EUCH WAS SAGEN...
... ICH BIN HETERO.

Gesundheit und so

Der erste Gynäkolog*innen-Besuch

Spätestens mit der ersten Periode oder dem Wunsch nach dem ersten Sex steht bei Menschen mit Gebärmutter auch der erste Besuch bei der*dem Gynäkolog*in vor der Tür. Also besser gesagt: Du stehst dann vor ihrer*seiner Tür und bist vermutlich ziemlich nervös. Schließlich hast du von diesem schrecklichen Stuhl gehört und hattest schon Albträume davon, wie du einer wildfremden Person deinen Intimbereich vor die Nase hältst und die dann da mit irgendwelchen Stäben drin rumpult. Aber so schlimm ist das alles gar nicht, und du musst dich bei deinem ersten Besuch nicht sofort untersuchen lassen.

Viele Frauenärzt*innen bieten die sogenannte Mädchensprechstunde an. Sie ist extra für Leute da, die zum ersten Mal bei einem*einer Gynäkolog*in und ziemlich aufgeregt sind. Du musst dich nicht gleich untersuchen lassen, sondern kannst auch erst mal nur zum Reden und Kennenlernen in die Praxis gehen. Wenn dir die*der Ärztin*Arzt nicht gefällt oder unsympathisch ist, geh zu einer*einem anderen.

Viele junge Frauen möchten sich ungern von Männern untersuchen lassen, für andere ist es entspannter, einen Mann als Gynäkologen zu haben. Das ist von Person zu Person unterschiedlich. Wenn es dir unangenehm ist, dass der untersuchende Mensch männlich ist, solltest du beim ersten Mal zu einer Frau gehen, klar. Doch ob ein*e Gynäkolog*in gut oder schlecht ist, entscheidet nicht sein*ihr Geschlecht, sondern ihre*seine Qualifikation, Empathiefähigkeit, Professionalität und Persönlichkeit. Nimmt sie*er sich Zeit für dich? Macht die Praxis einen hygienischen Eindruck, und geben die Leute, die dort arbeiten, dir ein gutes Gefühl? Nimmt sie*er deine Fragen und Probleme ernst? Fühlst du dich gut aufgehoben und kannst der Praxis und den Mitarbeiter*innen vertrauen? Dann hast du vermutlich die richtige Wahl getroffen.

Wenn du dich direkt untersuchen lassen möchtest, ist wichtig, dass die behandelnde Person dir erklärt, was sie da macht, und dir auch schon vor der Untersuchung sagt, was gleich passieren wird. Aber erst mal wird sowieso geredet. Wann hattest du deine erste Periode, wie stark ist sie, und wie lang ist dein Zyklus? Hattest du schon Sex? Wie hast du bisher verhütet? Und auch andersherum gilt: Keine Frage ist zu doof oder zu peinlich. Der erste Gynäkolog*innen-Besuch ist genau der richtige Zeitpunkt, um all deine Fragen und Unsicherheiten loszuwerden.

Für die Untersuchung ziehst du dich nach dem Gespräch als Erstes untenrum aus. Die meisten Ärzt*innen haben dafür eine kleine Umkleidekabine im Sprechzimmer, in der du dich umziehen kannst. Oberteil und Socken dürfen anbleiben, und man kann sich ziemlich bescheuert vorkommen, wenn man unten ohne und auf Socken

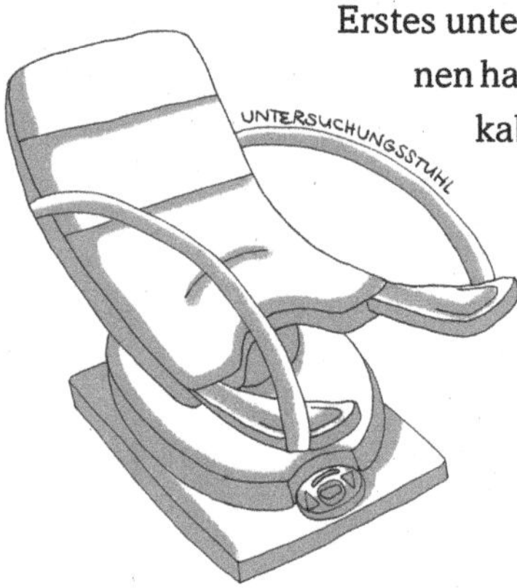

den kurzen Weg zwischen Umkleidekabine und Untersuchungsstuhl zurücklegt. Manchen Menschen hilft es, zur Untersuchung ein etwas längeres Oberteil anzuziehen, um sich nicht so nackt zu fühlen. Wenn du auf dem Untersuchungsstuhl Platz genommen hast, fährt die*der Ärztin*Arzt ihn in eine für sie*ihn passende Höhe. Dann geht es darum, in die richtige Position zu rutschen. Das ist sehr ungewohnt und kann sich komisch anfühlen, gerade weil man keine Hose anhat und mit gespreizten Beinen einer fremden Person eine Stelle des Körpers entgegenstreckt, die sonst nur sehr wenige Menschen zu Gesicht bekommen. Es kann helfen, die eigene Vulva vorher mit einem Handspiegel anzugucken, damit du selbst weißt, was die*der Ärzt*in da so sieht. Wundere dich nicht, wenn die*der Ärzt*in möchte, dass du gefühlt unendlich weit in ihre*seine Richtung rutschst. Es ist wichtig, dass du halbwegs entspannt bist, damit nichts wehtut und die*der Ärzt*in richtig sehen kann. Hast du die richtige Position gefunden, begutachtet die*der Ärzt*in erst die Vulva von außen, tastet ein bisschen ab und öffnet sie dann mit dem Spekulum, einem Gerät, das ein bisschen kühl sein kann. Das Ganze kann sich ein bisschen merkwürdig anfühlen, ist aber schnell vorbei. Mit einem Wattetupfer und/oder einer kleinen Bürste werden dann ein oder

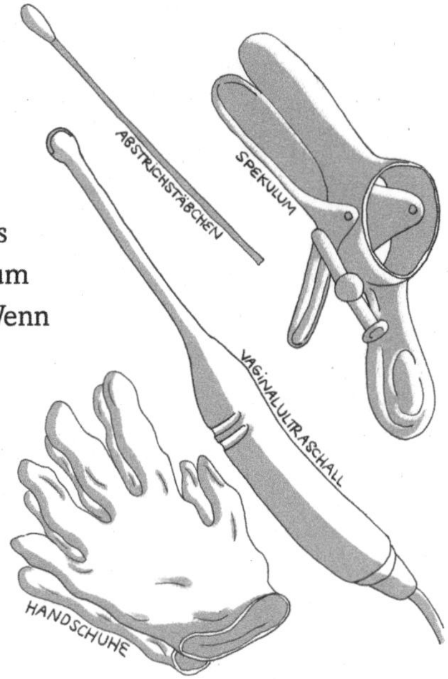

mehrere Abstriche gemacht. Der Vaginalabstrich ist wichtig, um dich auf Zellveränderungen, Krankheitserreger und Pilze zu checken. Der Abstrich aus Gebärmutterhals und Muttermund dient der Krebsvorsorge.[18] Der erste ist harmlos, der zweite kann ein bisschen zwicken, ist aber schneller vorbei, als du Aua sagen kannst. Ansonsten wird mit den Fingern und/oder per Ultraschall erst mal die Gebärmutter untersucht: Wie groß ist sie, wie liegt sie da so herum im Bauch, wie beweglich ist sie? Scheidenwände, Muttermund, Gebärmutterhals und Eierstöcke werden ebenfalls untersucht. Viele Ärzt*innen haben dann eine Hand (oder ein Ultraschallgerät) in dir drin und legen zusätzlich eine Hand von außen auf den Bauch. Das kann sich ein bisschen komisch anfühlen oder leicht drücken, ist aber ebenfalls nur eine Sache von wenigen Minuten.

Ab und zu greifen Gynäkolog*innen auch in den Po, um die Gebärmutter von hinten zu betasten, bei älteren Frauen wird auch der Enddarm einmal durchgecheckt. Die meisten Ärzt*innen verzichten aber bei jüngeren Patient*innen noch darauf. Falls ein*e Ärztin das tun sollte, sollte sie es allerdings vorher kurz mit dir besprechen.

Ist die Untersuchung vorbei, darfst du dich untenrum wieder anziehen und dein Oberteil ausziehen, damit die*der Ärzt*in deine Brüste untersuchen kann. Sind da Knoten oder andere Auffälligkeiten zu erfühlen? Auch diese Untersuchung ist schnell vorüber, und du kannst dich wieder anziehen. Du kannst und solltest deine Brust übrigens auch selbst abtasten. Regelmäßiges Abtasten nimmt einem die Angst vor Brustkrebs und kann auch für ein gutes Körpergefühl sorgen. Doch eigenhändiges Brustabtasten schützt nicht vor regelmäßigen Besuchen bei der*dem Gynäkolog*in.

Eventuell musst du auch eine Urinprobe abgeben, die unter anderem auf einige Infektionen, Zucker- und Entzündungswerte untersucht wird. Falls Abstriche und Urinprobe irgendwas ergeben sollten, ruft die Praxis dich an. Wenn nicht, ist alles in Ordnung, und du gehst in einem Jahr wieder zur Vorsorgeuntersuchung.

Wichtig ist, dass die*der Ärzt*in sich Zeit nimmt und mit dir redet. Schreib dir am besten vorher auf, was du sie*ihn fragen möchtest, und mach einen Folgetermin aus, wenn du ein bisschen Zeit brauchst, um zu entscheiden, ob du zum Beispiel ein bestimmtes Verhütungsmittel nehmen möchtest. Und such im Notfall noch mal eine*n zweite*n Ärzt*in auf, und hol dir eine weitere Meinung ein.

So ein Besuch bei der*dem Gynäkolog*in ist – ähnlich wie der Gang zum Zahnarzt – nicht besonders angenehm, aber sehr wichtig. Denn ob du wirklich gesund bist, erfährst du nur, wenn du dich regelmäßig checken lässt. Und nicht vergessen: Diese Leute machen nur ihren Job und sehen den ganzen Tag nichts anderes als Vulven, Vaginen und Brüste – von alten und von jungen Menschen, von dicken und von dünnen, von behaarten und von weniger behaarten. Dein Intimbereich wird sie also vermutlich nicht schocken.

Als trans Person zur*zum Gynäkolog*in

Trans Männer und Frauen können prinzipiell erst mal jede gynäkologische und/oder urologische Praxis aufsuchen, oft ist es aber hilfreich, sich an eine Person zu wenden, die bereits Erfahrung mit trans Menschen hat und die dich ganz sicher auf deinem Weg unterstützt. Lass dir gute Ärzt*innen von Freund*innen empfehlen, such im Internet nach Empfehlungen, oder ruf kurz einfach kurz in der Praxis an, und frag nach. Es kann sein, dass du für eine gute Praxis in eine andere Stadt fahren musst. Wenn dein*e Ärzt*in dich aber mit homo-, bi- oder transfeindlichen Äußerungen schocken sollte, such dir lieber schnell eine*n andere*n.

»Männerarzt«

Androlog*innen und Urolog*innen sind Ärzt*innen, die sich auf Körper mit Hoden und Penis spezialisiert haben. Während die*der Androlog*in sich vor allem um Fruchtbarkeitsstörungen kümmert, ist die*der Urolog*in für Blase, Prostata, Penis und alles, was sonst noch so dazugehört, zuständig. Zu ihr*ihm solltest du gehen, wenn es beim Pinkeln brennt, du Probleme mit deinem Penis, deiner Blase, Prostata oder den Hoden hast oder wenn du Angst hast, dir eine Geschlechtskrankheit eingefangen zu haben.[19]

Menstruation

Ungefähr einmal im Monat haben Menschen mit Gebärmutter für drei bis sieben Tage ihre Periode, auch Tage, Regelblutung oder Menstruation genannt. Bei manchen Leuten kommt die erste Periode mit zehn, bei anderen mit 16 Jahren, bei manchen dauert sie länger, bei anderen kürzer. In dieser Zeit stößt der Körper Blut, Gewebereste und Gebärmutterschleimhaut ab. Du blutest, und das kann ziemlich wehtun, ist manchmal nervig, aber ganz normal. Menge, Farbe und Konsistenz des Menstruationsbluts variieren von Person zu Person und sind von vielen verschiedenen Faktoren abhängig. Während einer Periode stoßen wir im Durchschnitt ungefähr eine kleine Kaffeetasse voller Blut und Gewebereste aus, oft sogar noch weniger.[20]

Also keine Sorge, die Periode ist in den meisten Fällen alles andere als ein Blutbad. Trotzdem ist die Menstruation in unserer Gesellschaft immer noch ein Tabuthema. Freund*innen stecken sich heimlich Tampons in der gut verschlossenen Faust unter dem Tisch zu, und die Flüssigkeit, die in der Werbung unser Periodenblut darstellen soll, ist immer noch lila, rosa oder blau. Dass jede erwachsene Person mit Eierstöcken einmal im Monat blutet, weiß eigentlich jede*r, und trotzdem ist das nicht gerade das Lieblingsthema von Menschen in der Öffentlichkeit.

Deswegen wissen viele auch gar nicht so viel damit anzufangen, wenn sie zum ersten Mal ihre Tage haben. Für manche Leute bricht eine Welt zusammen, wenn sie ihre erste Regelblutung haben, und sie verheimlichen es wochenlang. Manche nennen die Periode »Erdbeerwoche« oder nutzen andere Codewörter für ihre Regel, und nur ein eingeweihter Kreis von Menschen weiß Bescheid, wenn mal wieder »die rote Tante« zu Besuch ist. Dabei blutet ungefähr die Hälfte aller Menschen einmal im Monat, und die Periode sollte kein Tabuthema sein, das Codewörter und geheime Absprachen braucht.

Periodenblut ist zäher und dickflüssiger als das Blut, das wir verlieren, wenn wir uns mit dem Küchenmesser in den Finger schneiden. Das liegt an den Geweberesten und den kleinen Stückchen der Gebärmutterschleimhaut. Schließlich geht es bei der Periode darum, alte Schleimhaut loszuwerden. Um das Menstruationsblut aufzufangen, gibt es viele verschiedene Möglichkeiten. Einige Leute benutzen die ersten paar Male am liebsten Binden, weil man die ganz einfach in die Unterhose kleben kann. Allerdings können Binden verrutschen, und oft sind sie aus Plastik oder viel zu dick und sorgen für ein unangenehmes Gefühl im Schritt.

Neben Binden gibt es die Möglichkeit, sich einen Tampon oder eine Menstruationstasse einzuführen, und mittlerweile gibt es noch viel mehr Periodenprodukte wie spezielle Periodenunterwäsche, Menstruationsschwämme oder wiederverwendbare Stoffbinden. Im Gegensatz zu Tampons und Binden sind Menstruationstassen und Periodenunterwäsche wiederverwendbar und produzieren nicht so viel Müll. Sie werden gewaschen und abgekocht und können – nachdem man sie auf diese Weise gründlich gereinigt und von Bakterien befreit hat – jeden Monat wiederverwendet werden. Menstruationstassen sind umweltfreundlicher, hygienischer und können länger in der Vagina bleiben als Tampons, sie können aber am Anfang etwas angsteinflößend sein. Doch keine Panik, die Vagina ist sehr elastisch und größer, als sie von außen aussieht.

Pannen können trotzdem passieren. Lisa Sophie ist ihre Menstruationstasse mal mitten in einem Langstreckenflug ausgelaufen. Statt peinlich berührt zu schweigen, hat sie diese Geschichte auf ihrem YouTube-Kanal öffentlich gemacht.

»Ich saß damals mit zwei Freunden zusammen im Flugzeug nach Tokio und hatte eine 14-Stunden-Reise vor mir. Ich hatte die Tasse da schon ein paar Monate und hab auch eigentlich nie Probleme damit gehabt, aber dann hat es beim Start plopp gemacht, und durch den Unterdruck hat sich die Tasse irgendwie zusammengezogen und ist ausgelaufen. Ich saß da und konnte nicht weg, weil die

Anschnall-Zeichen noch leuchteten. Dann habe ich mich aufs Klo geschlichen und musste mir überlegen, wie ich jetzt den Rest der Reise mit diesem Blutfleck auf der Hose überstehe. Ich habe improvisiert; habe mir meine Regenjacke umgebunden und meinen Schal noch dazugenommen und ziemlich doll macgyvert. Ich hätte natürlich auch einfach das Personal nach Hilfe fragen können, aber auf die Idee kam ich in dem Moment gar nicht. Ich wollte auch nicht, dass es jemand mitkriegt – gerade weil ich mit zwei männlichen Freunden unterwegs war. Denen hab ich das auch erst nach der Reise erzählt. Danach hab ich es dann ganz öffentlich gemacht, um ein Tabu zu brechen.

Einen entspannten Umgang mit dem Thema ›Periode‹ habe ich erst in der Oberstufe entwickelt, in der siebten, achten, neunten Klasse war das auch für mich noch ein krasses Tabuthema. Das versuche ich durch solche Geschichten, wie die von meiner Flugreise, auf meinem YouTube-Kanal ein bisschen aufzuweichen. Die Periode ist ein ganz normales Thema, das ungefähr 50 Prozent der Menschen betrifft, und es ist falsch, dass wir die ganze Zeit erzählt bekommen, das sei irgendwie eklig oder darüber spreche man nicht. Ich hab aber auch das Gefühl, durch das Internet und Social Media verändert sich in dem Bereich gerade sehr viel, und auch ich gebe mein Bestes, meine Reichweite sinnvoll zu nutzen, um solche Themen zu enttabuisieren.«

Lisa Sophie Laurent ist Moderatorin,
Autorin und YouTuberin. Ihr findet sie auf YouTube als
Lisa Sophie Laurent und auf Instagram unter
@lisasophielaurent.

Zum Einsetzen einer Menstruationstasse oder eines Tampons gehört ein bisschen Übung, aber die meisten Hersteller liefern eine kleine Anleitung, wie man so ein Ding am besten einsetzt. Bloß nicht verkrampfen, und wenn's beim ersten Mal nicht klappt, probier es einfach beim nächsten Mal wieder. Ein Bein auf die Badewanne stellen kann beim Einsetzen eines Tampons zum Beispiel helfen, eine Menstruationstasse muss vor allem richtig gefaltet und du musst entspannt genug sein, damit es passt. Das Gute an der Menstruationstasse ist, dass du sie auch ohne Periode ausprobieren kannst, da sie die Vagina – im Gegensatz zu Tampons aus Baumwolle – nicht austrocknet. Für einige Leute sind Tampons mit einer Einfuhrhilfe aus Plastik anfangs hilfreich. Diese produzieren allerdings viel Müll. Anderen Menschen hilft es, die Vagina erst einmal von innen kennenzulernen und abzutasten, bevor sie einen Fremdkörper einführen.

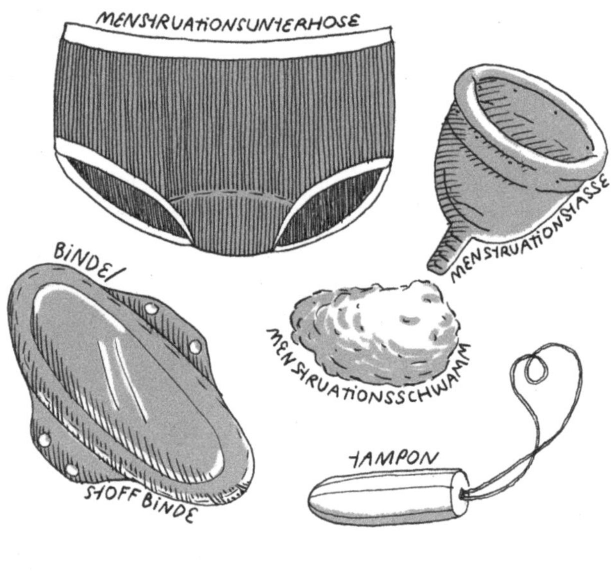

Probier am besten ein paar unterschiedliche Produkte aus, um zu entscheiden, was für dich am besten funktioniert und am bequemsten und entspanntesten für dich ist. Das Wichtigste ist, dass du dich damit wohl- und sicher fühlst.

Viele Leute rennen während der Periode ständig aufs Klo, um sicherzugehen, dass sich auch ja kein roter Fleck in der Hose breitgemacht hat, sie haben Angst, man könnte irgendwas sehen oder riechen. Doch rote oder braune Menstruationsflecken in der Unterhose, auf dem Bettlaken und manchmal auch auf dem Sessel kommen vor und sind überhaupt nicht schlimm. Wenn du sichergehen willst, kannst du zusätzlich zu Menstruationstasse oder Tampon Binden oder Slipeinlagen verwenden und dunkle Kleidung tragen. Aber auch wenn mal was danebengeht, ist das kein Problem. Darüber reden und lachen kann helfen und nimmt auch anderen das Gefühl, damit allein zu sein.

Einige Menschen verzichten komplett auf Hygieneartikel und bluten ohne alles. Diese Bewegung nennt sich #freebleeding. Manche behaupten, dazu gehöre viel Selbstsicherheit und ein bisschen Übung, anderen ist es einfach egal, wenn man ab und zu mal 'nen Blutfleck sieht. Probier es ruhig aus, wenn dir danach ist.

Damit die alte Gebärmutterschleimhaut abgestoßen werden kann, muss sich die Gebärmutter ein bisschen anstrengen, und das kann wehtun – bei einigen mehr, bei anderen weniger. Die Periode ist für die meisten nicht gerade die angenehmste Zeit des Monats. Aber es gibt ein paar Dinge wie Wärmflaschen, Tee, gute Bücher und Schokolade, die diese Zeit ein klein wenig erträglicher machen können.

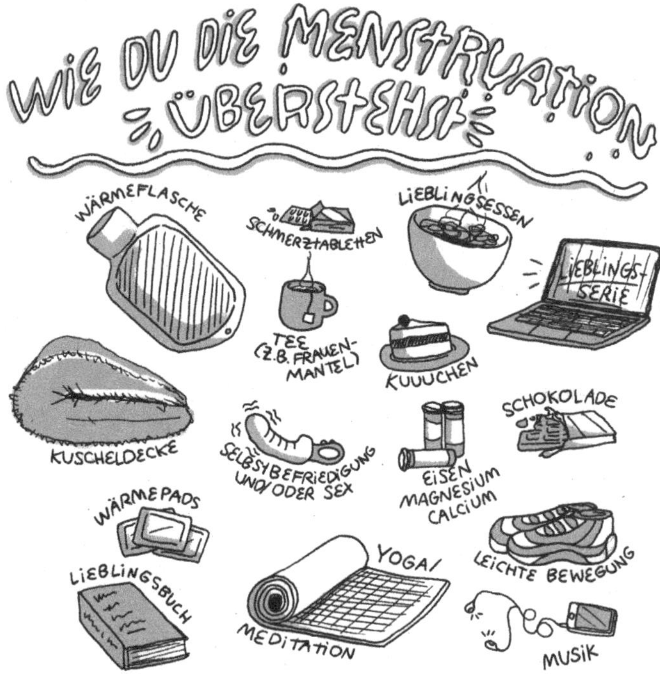
WIE DU DIE MENSTRUATION ÜBERSTEHST
WÄRMEFLASCHE
SCHMERZTABLETTEN
LIEBLINGSESSEN
LIEBLINGS-SERIE
TEE (Z.B. FRAUEN-MANTEL)
KUUUCHEN
KUSCHELDECKE
SELBSTBEFRIEDIGUNG UND/ODER SEX
EISEN MAGNESIUM CALCIUM
SCHOKOLADE
WÄRMEPADS
YOGA/ MEDITATION
LEICHTE BEWEGUNG
LIEBLINGSBUCH
MUSIK

PMS

PMS steht für Prämenstruelles Syndrom. Es betrifft – in mehr oder weniger starker Ausprägung – zwei Drittel aller Menstruierenden und beschreibt hormonell bedingte körperliche und psychische Beschwerden, die zyklisch kurz vor der Periode auftreten.[21]

Sex kann bei starken Menstruationsbeschwerden helfen, ist aber Geschmackssache. Manche Leute möchten in der Periode partout nicht angefasst werden, andere finden Blut beim Sex gewöhnungsbedürftig, und wieder andere haben während der Periode besonders gerne Sex. Darüber kann man reden, und wenn ihr Lust habt, probiert es aus. Nichts daran ist eklig, und Bettlaken kann man waschen. Das Risiko zur Übertragung bakterieller Infektionen ist während dieser Zeit zwar minimal höher, aber dafür sind Kondome ja da.

»Frauensache« Menstruation

Auch Männer können Eierstöcke haben und menstruieren. Viele trans Männer, intersexuelle und nicht-binäre Personen bekommen regelmäßig ihre Tage, die Periode ist also keine reine »Frauensache«, wie in der Werbung und den Medien oft behauptet wird.

Wenn du während der Periode extrem starke Schmerzen und das Gefühl hast, deinen Alltag nicht mehr so richtig auf die Reihe zu kriegen, solltest du dich von einer*einem Gynäkolog*in durchchecken lassen. Sehr starke Menstruationsschmerzen sind nicht normal und müssen untersucht werden.

Bleibt die Periode aus, könnte es sein, dass du schwanger bist. Es kann aber auch sein, dass du einfach ziemlich gestresst bist oder irgendwas anderes mit dir nicht stimmt. In den meisten Fällen möchte dein Körper dir mit dem Ausbleiben der Periode etwas sagen. »Mach mal langsam« zum Beispiel. Falls du dich während der Blutung richtig krank fühlst, deine Periode komplett ausbleibt, immer mal wieder sehr lange auf sich warten lässt, sehr unregelmäßig oder extrem schmerzhaft sein sollte, beobachte es eine Weile und geh am besten zum Arzt. Es könnte Endometriose dahinterstecken. Bei der Krankheit, die circa zehn Prozent aller Menstruierenden betrifft, dockt sich Gewebe, das der Gebärmutterschleimhaut gleicht, an andere Organe an und blutet während der Periode mit. Das sorgt für starke Schmerzen und kann den Alltag stark einschränken. Die Krankheit war lange unbekannt und wird häufig nicht diagnostiziert.

Auch bei Maja hat es einige Jahre gedauert, bis sie herausfand, dass die Schmerzen, die sie jeden Monat aushalten muss, auf Endometriose zurückzuführen sind.

»Ich hab meine Periode sehr früh bekommen und hatte am Anfang noch ziemlich ›normale‹ Schmerzen, sodass ich davon ausgegangen bin, dass das die Erfahrung ist, die alle menstruierenden Menschen machen. Mit der Zeit wurden die Schmerzen aber immer schlimmer, und jede Periode wurde unerträglicher, bis ich so schlimme Schmerzen hatte, dass ich mich übergeben musste, mich nicht mehr bewegen konnte, zweimal ins Krankenhaus gegangen bin, weil ich es nicht mehr ausgehalten habe und dachte, ich werde bewusstlos. Das war eine Mischung aus Übelkeit, Kopfschmerzen, Bauchschmerzen und Unterleibsschmerzen, und ich hab dann das volle Programm durchgezogen mit Wärmflaschen und Schmerzmitteln, bis die empfohlene Tagesdosis erreicht war.

Jedes Mal, wenn ich meine Tage hatte, war ich mindestens einen Tag lang komplett ausgeknockt und konnte nichts machen. Der Gang zur Gynäkologin hat mich immer ziemlich ernüchtert, weil mir da entweder gesagt wurde, dass das alles ganz normal sei, oder mir dazu geraten wurde, auf hormonelle Verhütung zu setzen. Das hab ich am Anfang auch geglaubt, die Pille nehmen wollte ich trotzdem *nicht. Irgendwann bin ich dann durch ein YouTube-Video auf Endometriose aufmerksam geworden. Mehrere Betroffene haben davon erzählt, wie schrecklich diese Schmerzen sind und wie ihre Erfahrungen von Ärzt*innen heruntergespielt wurden. Primär über die Tatsache, dass diesen Leuten nicht geglaubt wurde, konnte ich mich damit identifizieren und bin dann mit diesem Verdacht, den ich durch dieses Video bekommen habe, zur Gynäkologin gegangen. Dort wurde mir zu einer Operation geraten, um die Herde zu entfernen. Es ist die einzige Option, um eine hundertprozentige Diagnose zu stellen und die Schmerzen zu lindern. Gleichzeitig ist diese OP keine Garantie dafür, dass die Schmerzen dann wirklich weg sind oder dass sie nie wiederkommen. Ich habe dann einfach für mich beschlossen, dass ich lieber mit den Schmerzen lebe, statt mich der Gefahr einer OP unter Vollnarkose auszusetzen. Weil ich keine OP gemacht habe, ist es ja auch bis heute nur ein Verdacht. Mir hat es trotzdem sehr geholfen, dass mir endlich mal geglaubt wurde und eine Expertin meine Erfahrungen nicht heruntergespielt, sondern ernst genommen hat.*

Ich versuche, die Symptome durch eine ausgeglichene und vegane Ernährung und kurzfristige Hilfsmittel wie Schmerztabletten und Wärme einzudämmen und damit zu leben. Ich will aber nicht behaupten, dass das die perfekte Methode ist, um Endometriose in den Griff zu bekommen. Leider ist es dabei die Aufgabe von Betroffenen selbst, den eigenen Körper besser kennenzulernen und ihren Kalender an die Krankheit anzupassen. Ich selbst kann mir für diese Zeit dann einfach nicht so viel vornehmen, sondern muss mich zurückziehen, Tee trinken und Tabletten nehmen. Das klappt gerade ganz okay, es kann aber sein, dass ich die

OP in ein paar Jahren doch noch mache. Allen mit ähnlichen Symptomen würde ich raten, sich mit Betroffenen zusammenzusetzen und über ihre Erfahrungen zu sprechen. Es ändert sich zwar gerade, aber bisher gab es kaum Forschung und Finanzierung in dem Bereich, weil Endometriose, die ja immerhin jede zehnte menstruierende Person betrifft, anscheinend als nicht wichtig genug angesehen wird. Das ist schon ziemlich bitter.«

*Maja Bogojevic lebt in Wien und ist Sozialwissenschaftler*in, Studierende*r, politische*r Referent*in und Aktivist*in: Ihr findet Maja auf Instagram unter @yugodeinesvertrauens.*

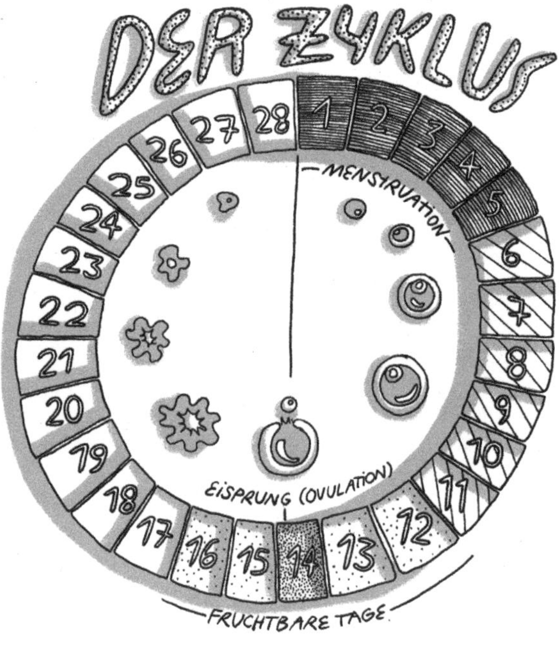

Am Anfang kommt die Periode bei den meisten Menschen noch nicht ganz regelmäßig, und der ganze Zyklus muss sich erst einpendeln. Zu Unregelmäßigkeiten kann es auch durch hormonelle Verhütungsmittel oder Stress (oder andere Einflüsse wie beispielweise Reisen) kommen. Zykluskalender und -Apps können dabei helfen, den Zyklus im Auge zu behalten und den eigenen Körper und damit auch Stimmungsschwankungen besser zu verstehen. Der Zyklus ist bei einigen länger, bei anderen kürzer. Das hängt von vielen Faktoren ab und ist nicht immer gleich.

Verhütung und sexuell übertragbare Krankheiten

Das Wichtigste neben Kommunikation, Konsens und Spaß ist beim Sex die Verhütung – egal, ob du lesbisch, schwul oder pansexuell bist. Grund dafür sind neben der Schwangerschaftsverhütung die vielen Krankheiten, die beim Sex übertragen werden können. Und Verhütung ist nicht gleich Verhütung – viele Verhütungsmittel dienen ausschließlich der Schwangerschaftsverhütung und haben mit sexuell übertragbaren Infektionen absolut nichts zu tun. Bei Anal-, Vaginal- und Oralsex solltest du daher nie auf ein Kondom verzichten. Für Oralsex mit Frauen gibt es außerdem spezielle Lecktücher, die gegen die Übertragung von Geschlechtskrankheiten helfen. Beides bekommst du in Sexshops, Apotheken, Drogerien und manchmal auch in größeren Supermärkten. Sexuell übertragbare Infektionen können übrigens auch durch das gemeinsame Verwenden von Sexspielzeug übertragen werden.

Wenn ich hier alle Geschlechtskrankheiten beschreiben würde, wäre dieses Buch mindestens so dick wie alle Harry-Potter-Bände zusammen. Außerdem möchte ich niemanden verrückt machen, und ich bin keine Ärztin. Die fragst du nämlich am besten, wenn du das Gefühl hast, dir eine sexuell übertragbare Infektion eingefangen zu haben. Aber bevor du jetzt in Panik gerätst und hektisch deinen Intimbereich absuchst: Ein kleiner Pickel oder eine eingewachsene Haarwurzel ist keine sexuell übertragbare Infektion, und wenn du beim Sex immer Kondome benutzt, bist du – sofern sie nicht reißen oder abrutschen – wahrscheinlich auf der sicheren Seite. Damit sie schützen, müssen Kondome richtig sitzen. Es gibt sie in unterschiedlichen Größen, in allen möglichen Farben und Formen, mit oder ohne Noppen, latexfrei und mit Latex. Und ja, auch Kondome haben ein Haltbarkeitsdatum. Sie sollten nicht zu alt und nicht abgelaufen sein, nicht zu großer Hitze ausgesetzt und nicht in der Hosentasche oder im Geldbeutel aufbewahrt werden, damit sie sicher bleiben. Am besten ist aber immer: Packungsbeilage lesen.

Kondome kaufen ist vielleicht beim ersten Mal peinlich (okay, vielleicht auch noch beim dritten, fünften oder zwanzigsten Mal), aber eine ungewollte Schwangerschaft, ständiges Jucken im Intimbereich oder eine Geschlechtskrankheit ist schlimmer. Und hey, die Leute hinter der Kasse sind das gewohnt und kaufen selbst manchmal Kondome. Wenn es gar nicht geht, gibt's Onlineshops und Automaten, bei denen man das Zeug bekommt.

»Kurz vorher rausziehen« und »Zwei Kondome übereinander« sind übrigens keine sicheren Verhütungsmittel, und wenn jemand dich dazu überreden will, ohne Kondom mit ihr*ihm zu schlafen, lass dich auf keinen Fall dazu drängen.

Ausreden wie »Hab grad keins da«, »Dann spür ich dich aber viel besser« oder »Ich komm sonst nicht« zählen nicht. Es geht hier um deine Gesundheit, und auf die solltest du achten – auch wenn du gerade riesige Lust hast, mit einer Person zu schlafen.

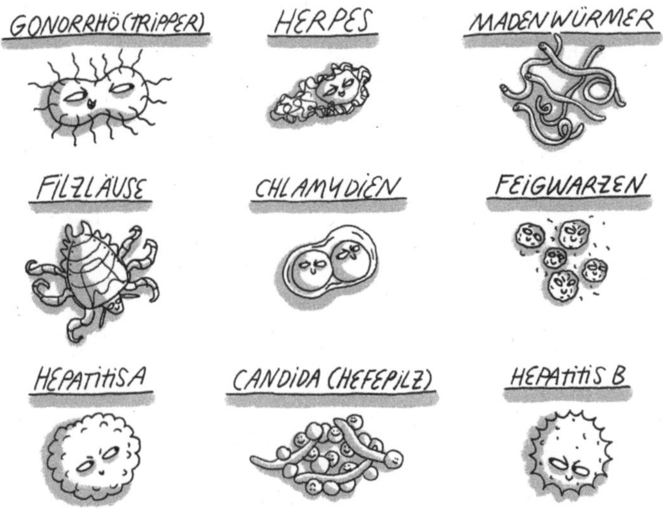

Falls du doch mal Sex ohne Kondom haben solltest, lass dich am besten danach testen. Während sich einige sexuell übertragbare Infektionen durch Jucken, Brennen oder Ausschlag bemerkbar machen, bemerkt man andere nicht so schnell. Daher lieber schnell zum Arzt gehen, der*die Hautärzt*in, Urolog*in oder Gynäkolog*in kann dir helfen. Und – *friendly reminder* – das muss dir nicht peinlich sein, diese Leute machen nur ihren Job, und du bist nicht der erste Mensch für sie, der sich mit irgendeiner sexuell übertragbaren Infektion angesteckt haben könnte.

Sex ohne Kondom

Manche Paare, die schon länger zusammen sind und keine anderen Sexualpartner*innen neben der*dem Partner*in mehr haben, möchten gern auf Kondome beim Sex verzichten. Falls ihr das vorhabt, tut das nicht, ohne euch vorher auf sexuell übertragbare Infektionen testen zu lassen. Für heterosexuelle Paare gilt zusätzlich: Falls ihr bisher ausschließlich mit Kondomen verhütet habt, steigt so natürlich das Risiko einer Schwangerschaft. Informiert euch gemeinsam über alternative Verhütungsmethoden.

Geschlechtskrankheiten sind übrigens alles andere als selten, und die meisten davon sind schnell wieder weg, wenn sie richtig behandelt werden. Also kein Grund zur Panik und erst recht kein Grund, peinlich berührt zu sein. Weder beim Arzt oder der Ärztin noch dann, wenn du deine*n Sexualpartner*in einweihst, damit sie*er sich ebenfalls checken lassen kann. Trotzdem solltest du sexuell übertragbare Krankheiten nicht unterschätzen und immer lieber einmal mehr zum Arzt gehen als zu wenig. Googeln und sich verrückt machen hat bei Krankheiten noch niemandem geholfen. Anonym testen lassen kannst du dich übrigens bei Aidshilfen und Gesundheitsämtern. Und wenn du Blut spendest, bekommst du jedes Mal einen kostenlosen Test auf HIV, Hepatitis A, B und C dazu. Wenn du mehr über sexuell übertragbare Infektionen wissen möchtest, kannst du dich zum Beispiel auf der Website der Deutschen Aidshilfe über alle möglichen Geschlechtskrankheiten informieren.

HIV

HIV steht für Humanes Immundefizienz-Virus, kann durch den Kontakt von Wunden oder Schleimhäuten mit infektiösen Körperflüssigkeiten (z. B. Blut, Sperma, Scheidenflüssigkeit) übertragen werden und – sofern es nicht behandelt wird – Aids auslösen. HIV und Aids sind nicht das Gleiche, sondern Aids ist eine Folgeerkrankung von HIV, die tödlich sein kann. Aids übersetzt man als erworbene Schwäche des Immunsystems, die durch HIV ausgelöst werden kann.[22] In diesem Zustand können Krankheiten, die ein gesunder Körper locker wegsteckt, lebensgefährlich werden. Durch Medikamente und HIV-Therapie kann Aids meist verhindert und die Ansteckungsgefahr begrenzt werden. Gegen HIV gibt es keine Impfung, doch Kondome können vor einer Ansteckung schützen, und eine HIV-Therapie kann dafür sorgen, dass das Ansteckungsrisiko noch weiter sinkt.[23] HIV überträgt sich weder durch Niesen und Husten noch durch Küssen, Umarmen oder das gemeinsame Benutzen von Trinkflaschen oder Gläsern, sondern vor allem beim ungeschützten Anal-, Vaginal- oder Oralsex oder beim gemeinsamen Nutzen von Spritzen. Ein Leben mit HIV ist heute mit Medikamenten und regelmäßigen Kontrollterminen gut möglich, doch leider wird die Krankheit auch heute noch stigmatisiert, und HIV-positive Personen werden oft diskriminiert. Falls dein*e Partner*in HIV-positiv sein sollte, lasst euch am besten gemeinsam zum Thema Verhütung beraten. Anonym auf HIV testen lassen kannst du dich beim Gesundheitsamt oder bei der Aidshilfe. Unter Angabe deines Namens sind Tests auch in der Arztpraxis möglich. Die Deutsche Aidshilfe empfiehlt Menschen, die regelmäßig Analsex haben, sich einmal jährlich auf HIV testen zu lassen.

Intimpflege

Damit es Bakterien in der Vagina schwer haben, ist sie von Natur aus eher sauer. Milchsäurebakterien sorgen dafür, dass sie einen pH-Wert zwischen 3,8 und 4,4 aufweist, und schaffen damit ein Klima, in dem Pilze, Keime und unerwünschte Bakterien sich so gar nicht wohlfühlen.[24] Normalerweise hält dieses System sich ganz gut selbst am Laufen, aber verschiedene Einflüsse können dazu führen, dass die Vagina aus dem Gleichgewicht gerät. Testen kannst du den pH-Wert bei der*dem Gynäkolog*in oder im Selbsttest zu Hause. Wenn du auf eine Intimwaschlotion nicht verzichten möchtest, achte darauf, dass sie den richtigen pH-Wert hat, und verwende bei der Intimpflege keine seifen- oder parfümhaltigen Produkte. Am besten lässt du dich in der Apotheke dazu beraten.

Deinen Penis reinigst du am besten zweimal täglich mit lauwarmem Wasser und milder Seife oder Duschgel. Weil sich unter der Vorhaut besonders viele Bakterien sammeln, ist es beim unbeschnittenen Penis wichtig, beim Waschen die Vorhaut zurückzuziehen. Wer seinen Penis täglich wäscht, mindert das Risiko für Entzündungen und unangenehme Gerüche und kann ihn unter der Dusche gleich nach Verhärtungen abtasten, um Hodenkrebs frühzeitig zu entdecken. Dazu nimmst du den Hoden in beide Hände und tastest ihn ab. Sollte der Hoden größer geworden sein oder Verhärtungen aufweisen, geh zur Sicherheit lieber zum Arzt. Und auch hier gilt: Weniger ist mehr. Auf stark parfümierte Pflegemittel kannst du sowohl beim Penis als auch in der Analregion entspannt verzichten. Trockenes Toilettenpapier und warmes Wasser reichen aus, um die Analregion frisch zu halten.[25]

Schwangerschaftsverhütung

Verhütung schützt nicht nur vor sexuell übertragbaren Infektionen, sondern auch vor ungewollter Schwangerschaft. Während Kondome und Lecktücher die einzigen Mittel sind, die gegen Geschlechtskrankheiten schützen, gibt es sehr viele Methoden der Schwangerschaftsverhütung. Sie können alle viele unterschiedliche Nebenwirkungen haben, und da ich immer noch keine Ärztin bin, gilt auch hier: Das ist nur eine Übersicht und ein erster Anreiz, sich mit Schwangerschaftsverhütung auseinanderzusetzen. Wenn du dich ausführlicher über Verhütung informieren möchtest, findest du auf der Website von Pro Familia Informationen über unterschiedliche Verhütungsmittel und deren Wirkweise. Pro Familia bietet übrigens in vielen Städten Beratungsangebote und -sprechstunden zu allen möglichen Themen rund um Sexualität, Schwangerschaft und Verhütung an. Den Link zur

Website findest du auch im Anhang dieses Buches.[26] Früher oder später solltest du auch mit deine*r Ärzt*in darüber sprechen. Auch sie*er kann dir weiterhelfen, wenn du Fragen rund um Verhütungsmittel hast, und ist am Ende dein*e Ansprechpartner*in, wenn du dich für eine bestimmte Methode entschieden hast.

Hormone und Nebenwirkungen

Es gibt hormonelle und hormonfreie Methoden der Schwangerschaftsverhütung. Während Kondome, die Kupferspirale oder -kette und das Diaphragma keine Hormone enthalten, funktionieren viele andere Verhütungsmittel mithilfe von Hormonen. In den meisten Fällen sorgen diese Hormone dafür, dass der Eisprung verhindert oder der Schleim im Gebärmutterhals so dick wird, dass Spermien nicht mehr bis zur Eizelle vordringen können. Andere hormonelle Verhütungsmittel bewirken, dass eine befruchtete Eizelle sich nicht in der Gebärmutterschleimhaut einnisten kann.[27]

Bei richtiger Anwendung sind die meisten hormonellen Verhütungsmittel zwar ziemlich sicher, doch sie können Nebenwirkungen haben und sind verschreibungspflichtig.[28] Einige hormonelle Verhütungsmittel enthalten eine Kombination aus Östrogenen und Gestagenen, andere funktionieren mit nur einem der beiden Hormone. Die Risiken, gesundheitliche Schäden davonzutragen, sind bei Kombinationspräparaten höher als bei Präparaten, die ausschließlich Gestagen enthalten.[29] Wie gut jemand mit hormoneller Verhütung klarkommt, ist von Person zu Person unterschiedlich, und während einige Menschen die Pille absolut nicht vertragen, kommen andere gut mit ihr zurecht und merken gar nichts davon. Einige vertragen kein Östrogen, kommen aber mit Gestagen-Präparaten gut klar, andere wollen komplett ohne Hormone verhüten.

Viele Gynäkolog*innen verschreiben jungen Menschen ›aus Sicherheitsgründen‹ die Pille, weil sie bei richtiger Anwendung ziemlich sicher ist. Dennoch sollten Patient*innen über mögliche Nebenwirkungen und gesundheitliche Folgen aufgeklärt werden. Lass dich in einer Pro-Familia-Beratungsstelle oder bei deine*r Ärzt*in über Verhütungsmittel und mögliche Nebenwirkungen beraten. Falls diese unerwähnt bleiben oder du das Gefühl hast, dass dir standardmäßig und ohne groß darüber nachzudenken die Pille verschrieben wird, frag ruhig explizit nach Alternativen, oder hol dir in einer anderen Praxis eine zweite Meinung ein.

Wer die Pille nimmt, sollte auf jeden Fall nicht rauchen. Hormonelle Verhütungsmittel sind ein Eingriff in den Hormonhaushalt und können die Gesundheit und den Körper beeinflussen. Das Risiko für Blutgerinnsel (Thrombosen), Herzinfarkt, Schlaganfall oder Krebs kann durch die Einnahme hormoneller Verhütungsmittel erhöht werden.[30]

Hormonfreie Verhütung

Die Kupferspirale, Kondome, das Diaphragma und die Kalendermethode sind hormonfreie Methoden der Schwangerschaftsverhütung. Sie haben wenig oder keine Nebenwirkungen, doch sie gelten auch als weniger sicher. Kupferspiralen oder -ketten werden von der*dem Gynäkolog*in in die Gebärmutter eingesetzt und können für drei bis fünf Jahre dort bleiben. In der Gebärmutter setzen sie Kupferionen frei, die die Befruchtung und Einnistung der Eizelle erschweren und dafür sorgen, dass Spermien unbeweglicher werden.[31] Das Diaphragma wirkt – kombiniert mit einem spermienabtötenden Gel – wie eine Barriere und funktioniert nur bei richtiger Handhabung. Bei der Kalendermethode berechnet man die fruchtbaren Tage anhand verschiedener Parameter wie Temperatur, Beschaffenheit des Muttermunds, Analyse des Zervixschleims aus dem Gebärmutterhals sowie Beobachtung des Zyklus. An den fruchtbaren Tagen muss zusätzlich mit einer anderen Methode verhütet werden. Klingt kompliziert? Ist es auch. Es setzt viel Wissen über den eigenen Körper, Analysefähigkeit und Disziplin voraus, mit dieser Methode zu verhüten. Jungen Menschen wird daher meist davon abgeraten.[32]

Ist Verhütung Frauensache?

Kondome können abrutschen, die Pille hat Nebenwirkungen, und das Einsetzen einer Spirale ist ein operativer Eingriff. Verhütung ist nicht gerade der lustigste Part beim Sex. Aber sie ist wichtig und schützt vor ungewollten Schwangerschaften und sexuell übertragbaren Krankheiten. Und sie gilt für alle Menschen – unabhängig vom Geschlecht und der sexuellen Orientierung.

Leider wird Verhütung immer noch häufig als Frauensache angesehen. Das liegt vor allem daran, dass es für Männer noch nicht so viele Verhütungsmittel gibt. Es gibt unzählige Artikel darüber, wieso die Pille für den Mann noch nicht erfunden wurde. Fakt ist: Es gibt sie noch nicht, und trotzdem geht Verhütung beide Beteiligten an – egal, ob lesbisch, schwul oder heterosexuell. Redet vor dem ersten Sex ehrlich miteinander darüber, wie ihr verhüten möchtet, und unterstützt einander dabei. Wenn du männlich und heterosexuell bist, kannst du bisher nicht viel machen außer Kondome benutzen. Du kannst aber deine Sexualpartnerin bei der Verhütung unterstützen, indem du sie in die Arztpraxis begleitest und dich selbst ausführlich über Verhütungsmittel, deren Wirkungsweise und Nebenwirkungen informierst. Einige Verhütungsmittel sind verhältnismäßig günstig, andere relativ teuer – wenn du die Pille schon nicht selbst nehmen kannst, kannst du deine Freundin vielleicht finanziell unterstützen, indem du die Hälfte der Kosten übernimmst oder – falls ihr zusätzlich mit Kondomen verhütet – für den Kondomvorrat sorgst.

Pearl-Index

Der Pearl-Index ist ein Maß, mit dem die Sicherheit von Verhütungsmitteln beschrieben wird. Je kleiner der Pearl-Index, desto geringer ist die Wahrscheinlichkeit, mit dem betreffenden Verhütungsmittel schwanger zu werden. Verhütungsmittel mit einem kleinen Pearl-Index sind also sicherer. Beim Pearl-Index geht es ausschließlich um Schwangerschaftsverhütung, er bezieht sich nicht auf sexuell übertragbare Infektionen. Die Pearl-Indizes sind ein Richtwert und erheben keinen Anspruch auf allgemeine Gültigkeit.[33]

Verhütungsmittel im Vergleich[34]

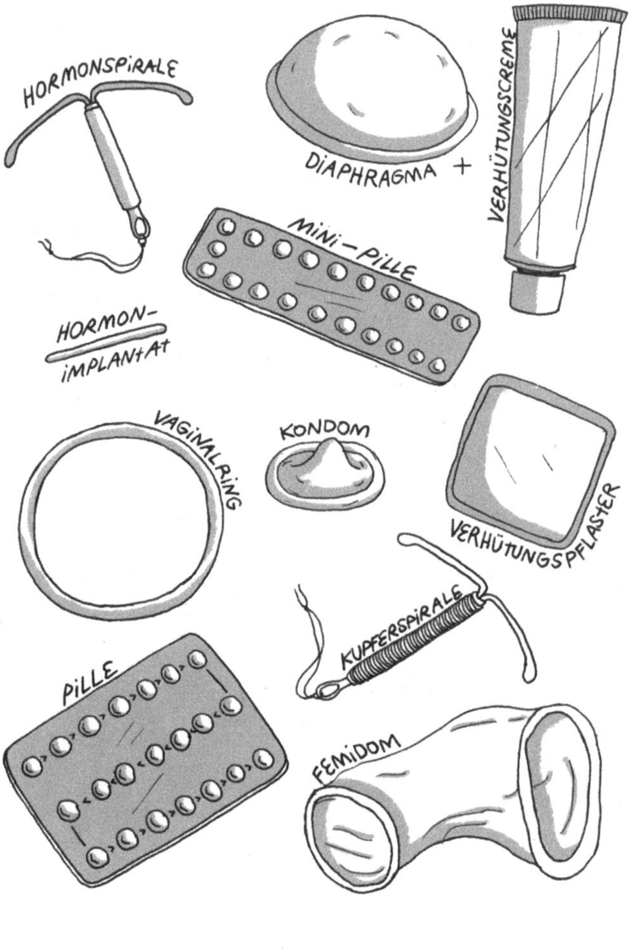

Hormonspirale:
Pearl-Index: 0,16
Hormone: Gestagen
Vorteile: Kann drei bis fünf Jahre drinbleiben, ist ziemlich sicher, Menstruationsschmerzen können zurückgehen, Blutung wird schwächer.
Nachteile: Eventuell bleibt die Regelblutung vollständig aus, das Einsetzen kann schmerzhaft sein, Nebenwirkungen wie Brustspannen, Kopfschmerzen, Gewichtszunahme, sexuelle Unlust oder Stimmungsveränderungen.
Preis: 250–400 Euro für drei bis fünf Jahre.
Anwendung: wird von der*der dem Gynäkolog*in eingesetzt und sollte zweimal im Jahr kontrolliert werden.
Kosten übernimmt die Krankenkasse: bis zum 22. Lebensjahr.

Pille:
Pearl-Index: 0,1–0,9
Hormone: unterschiedlich, meist eine Kombination aus Östrogenen und Gestagenen.
Vorteile: Bei richtiger Einnahme ziemlich sicher
Nachteile: Die Pille muss jeden Tag eingenommen werden und ist nur bei richtiger Einnahme sicher. Durchfall, Erbrechen, die Einnahme anderer Medikamente oder das Vergessen der Tablette schränken die Sicherheit ein. Nebenwirkungen wie Veränderung der Blutung und Zwischenblutungen, Brustspannen, Übelkeit und Schwindel, Bauch- oder Kopfschmerzen, sexuelle Unlust, Stimmungs- und Gewichtsveränderungen.
Preis: 20–40 Euro für drei Monate.
Anwendung: Muss von der*dem Gynäkolog*in verschrieben

und jeden Tag oral eingenommen werden. Einmal monatlich sieben Tage Pause.
Kosten übernimmt die Krankenkasse: bis zum 22. Lebensjahr.

Mini-Pille:
Pearl-Index: 0,5–3
Hormone: Gestagen
Vorteile: Ist relativ sicher, geringe Hormondosis.
Nachteile: Muss immer zur exakt gleichen Zeit eingenommen werden und wirkt nur bei richtiger Anwendung ohne Erbrechen, Durchfall oder Vergessen. Kann Wechselwirkungen mit anderen Medikamenten haben. Nebenwirkungen wie unregelmäßige Blutung oder Zwischenblutungen, Brustspannen, Kopfschmerzen, sexuelle Unlust, Stimmungsveränderungen.
Preis: 6–17 Euro pro Monat.
Anwendung: Wird von eine*r Ärzt*in verschrieben und jeden Tag zur gleichen Zeit oral eingenommen.
Kosten übernimmt die Krankenkasse: bis zum 20. Lebensjahr.

Vaginalring:
Pearl-Index: 0,4–0,65
Hormone: Östrogen und Gestagen
Vorteile: Ist eine sichere Methode, wirkt auch bei Durchfall oder Erbrechen, man muss nur zweimal monatlich daran denken.
Nachteile: Der Ring kann herausrutschen oder vergessen werden, er kann ähnliche Nebenwirkungen wie die Pille haben, führt bei einigen Frauen zu Reizungen der Vagina.

Preis: 48 Euro für drei Monate.
Anwendung: Muss von eine*r Ärzt*in verschrieben werden und wird einmal monatlich (selbstständig) für 21 Tage in die Vagina eingeführt, nach 21 Tagen sieben Tage Blutungspause, dann wird ein neuer Ring eingeführt.
Kosten übernimmt die Krankenkasse: unterschiedlich, in einigen Fällen bis zum 21. Lebensjahr.

Verhütungspflaster:
Pearl-Index: 0,72–0,9
Hormone: Östrogen und Gestagen
Vorteile: Ist relativ sicher, man muss nur alle sieben Tage daran denken, kann nicht erbrochen werden und wirkt auch bei Durchfall.
Nachteile: Hat ähnliche Nebenwirkungen wie die Pille bei höherem Thromboserisiko, kann vergessen werden, muss immer am selben Wochentag aufgeklebt werden, Hautreizungen sind möglich.
Preis: 40–42 Euro für drei Monate.
Anwendung: Wird von eine*r Gynäkolog*in verschrieben und dann selbstständig für je 21 Tage auf die Haut geklebt. Nach drei Wochen sieben Tage Pflasterpause, danach wird ein neues Pflaster aufgeklebt.
Kosten übernimmt die Krankenkasse: in Ausnahmefällen.

Kupferspirale:
Pearl-Index: 0,3–0,8
Hormone: keine
Vorteile: Ist relativ sicher, kein Eingriff in den Hormonhaushalt, kann drei bis fünf Jahre in der Vagina bleiben.
Nachteile: Die Blutung kann sich verstärken und schmerz-

hafter werden, in sehr seltenen Fällen kann es zu Unterleibsentzündungen kommen. Bei Frauen mit Endometriose oder starken Menstruationsbeschwerden nicht zu empfehlen.
Preis: 120–200 Euro für drei bis fünf Jahre.
Anwendung: Wird von einer*einem Gynäkolog*in eingesetzt und sollte zweimal jährlich kontrolliert werden.
Kosten übernimmt die Krankenkasse: unterschiedlich, ggf. werden die Kosten bis zum 23. Lebensjahr übernommen.

Hormonimplantat/ Verhütungsstäbchen:
Pearl-Index: 0–0,08
Hormone: Gestagen
Vorteile: sehr sicher, kann für drei Jahre im Körper bleiben. Einnahmefehler sind so gut wie ausgeschlossen.
Nachteile: Regelblutung verändert sich und wird eventuell unregelmäßig. Stäbchen muss von Ärzt*in korrekt eingesetzt werden, es können Schwierigkeiten beim Entfernen des Stäbchens nach drei Jahren auftreten, Wechselwirkungen mit anderen Medikamenten sind möglich, Nebenwirkungen wie Brustspannen, Zwischenblutungen, Kopfschmerzen, Stimmungsveränderungen oder sexuelle Unlust.
Preis: 300–350 Euro für drei Jahre
Anwendung: Muss nach gründlicher Untersuchung von der*dem Gynäkolog*in verschrieben, eingesetzt und nach drei Jahren wieder entfernt werden.
Kosten übernimmt die Krankenkasse: selten, in Ausnahmefällen bis zum 23. Lebensjahr.

Diaphragma (kombiniert mit Verhütungsgel)
Pearl-Index: 1–20

Hormone: keine
Vorteile: Ist hormonfrei, der Zyklus bleibt erhalten, mit etwas Übung relativ einfach anzuwenden.
Nachteile: Anwendungsfehler sind möglich, funktioniert nur in Kombination mit Verhütungsgel, das Einsetzen muss geübt werden, man muss vor jedem Sex an Verhütung denken, Sex muss für das Einsetzen unterbrochen werden, eventuell entstehen allergische Reaktionen oder Reizungen durch das Gel.
Preis: 31–38 Euro für ein Diaphragma, 8–10 Euro für 60 Gramm Verhütungsgel.
Anwendung: Kann in Onlineshops und Apotheken bestellt werden, jedoch sollte der korrekte Sitz im besten Fall von einem*einer Gynäkolog*in überprüft werden. Nach Auftragen des Verhütungsgels, das es rezeptfrei in der Apotheke gibt, wird das Diaphragma (bis zu zwei Stunden) vor dem Sex in die Vagina eingeführt und frühestens sechs Stunden nach dem Sex wieder entfernt.[35]
Kosten übernimmt die Krankenkasse: nein.

Kondom
Pearl-Index: 2–12
Hormone: keine
Vorteile: Kondome sind leicht erhältlich, leicht anwendbar, schützen vor Schwangerschaft UND vielen sexuell übertragbaren Infektionen, keine gesundheitlichen Beeinträchtigungen, kein Eingriff in den Zyklus.
Nachteile: Anwendungsfehler sind möglich, Kondome können ablaufen, reißen oder abrutschen, beim Sex muss daran gedacht und dieser unterbrochen werden, einige Paare beklagen geminderte Empfindlichkeit durch ›Barriere‹.

Preis: 0,50–1,00 Euro pro Kondom zur einmaligen Anwendung – je größer die Packung, desto günstiger das einzelne Kondom.
Anwendung: Kondom wird vor dem Sex über den erigierten Penis gezogen und nach dem Sex vom Penis im noch erigierten Zustand entfernt. Kondome gibt's in Sexshops, Apotheken, Drogerien, Automaten und in fast jedem Supermarkt.
Kosten übernimmt die Krankenkasse: nein.

Kondom für die Frau/Femidom
Pearl-Index: 5–25
Hormone: keine
Vorteile: Schützt vor sexuell übertragbaren Krankheiten, kann von der Frau eigenständig und bereits vor dem Sex eingesetzt und muss nicht direkt nach dem Samenerguss entfernt werden.
Nachteile: Femidome sind relativ teuer, können als ›Barriere‹ empfunden werden, die Sicherheit ist nicht bestätigt, Anwendungsfehler sind möglich.
Preis: 4 Euro pro Stück.
Anwendung: Kann im Internet bestellt werden und wird vor dem Sex mit einem seiner zwei Ringe tief in der Scheide platziert, während der andere Ring von außen sichtbar bleibt. Muss nach dem Sex halbwegs kompliziert entfernt werden, damit kein Sperma in die Vagina gelangt.
Kosten übernimmt die Krankenkasse: nein.

Chemische Verhütungsmittel
Pearl-Index: 3–21
Hormone: keine
Vorteile: leicht erhältlich und leicht anwendbar

Nachteile: sehr unsicher, chemische Wirkstoffe können brennen, zu Reizungen führen, und eventuell haben sie eine dauerhaft schädigende Wirkung für die Vagina und den gesamten Körper.
Preis: sehr unterschiedlich, 3–15 Euro
Anwendung: Verhütungsgels und -cremes sind einzeln angewendet sehr unsicher und sollten nur in Kombination mit einem Diaphragma verwendet werden. Eine gleichzeitige Verwendung chemischer Verhütungsmittel und Kondome ist nicht zu empfehlen, da das Kondom dadurch beschädigt werden kann.
Kosten übernimmt die Krankenkasse: nein.

Kalendermethode
Pearl-Index: 9
Hormone: keine
Vorteile: keine gesundheitlichen Nebenwirkungen, günstig.
Nachteile: Bei jungen Frauen und unregelmäßigem Zyklus sehr unsicher, in der Pubertät nicht zu empfehlen, muss gelernt werden, schützt nicht vor sexuell übertragbaren Infektionen, es gehört sehr viel Disziplin, Rechnen und Beobachten dazu, den Zyklus richtig zu verstehen und die fruchtbaren und unfruchtbaren Tage zu berechnen.
Preis: Die Kosten variieren, es muss allerdings ein Digitalthermometer und/oder Temperatur- und Hormoncomputer sowie die notwendige Literatur gekauft werden.
Anwendung: Über Temperaturmessung, Analyse des Zervixschleims im Gebärmutterhals und Abtasten des Muttermunds werden Körpersignale auf mögliche Fruchtbarkeit oder Unfruchtbarkeit analysiert. Die Kalendermethode ist sehr kompliziert und nicht zu empfehlen, wenn man den

eigenen Körper noch nicht gut kennt, sehr jung ist oder unregelmäßige Zyklen hat.
Kosten übernimmt die Krankenkasse: nein.

Die Pille danach

Die Pille danach kann nach Verhütungspannen oder ungeschütztem Sex ungeplante Schwangerschaften verhindern, indem sie den Eisprung verzögert oder hemmt.[36] Je früher sie nach dem ungeschützten Sex eingenommen wird, desto höher ist die Wahrscheinlichkeit, dass sie eine Schwangerschaft verhindert. Im besten Fall sollte sie innerhalb von zwölf Stunden nach dem ungeschützten Sex eingenommen werden. Einige Präparate können auch bis zu drei oder fünf Tage danach noch wirken, aber bei der Pille danach gilt: je früher, desto besser. Je früher sie eingenommen wird, umso sicherer ist sie, danach nimmt die Wirksamkeit ab.[37]

Du bekommst die Pille danach rezeptfrei für 18 bis 35 Euro in der Apotheke. Wenn du sie dir vorher von einer*einem Ärzt*in verschreiben lässt, wird sie bis zum 22. Lebensjahr von der Krankenkasse übernommen.[38] Falls die Verhütungspanne nachts vorkommt, gibt es in fast jeder Stadt eine Apotheke, die Bereitschaftsdienst hat. Falls du unter 14 sein solltest, brauchst du dafür die Zustimmung deiner Eltern, wenn du unter 18 bist, kann es sein, dass die*der Apotheker*in oder Ärzt*in ein längeres Gespräch mit dir führt, um zu entscheiden, ob sie*er dir die Pille danach mitgibt.[39]

Die Pille danach ist kein normales Verhütungsmittel, sondern eine Notfall-Pille und sollte auch nur in Notfällen eingenommen werden. Menschen, die noch weitere Medikamente einnehmen, sollten kurz mit der*dem Apotheker*in absprechen, ob das okay ist. Ansonsten hat natürlich auch die Pille danach Nebenwirkungen: Bauch- oder Kopfschmerzen, Schwindel, Übelkeit und Zwischenblutungen können vorkommen. Und auch hier gilt: Packungsbeilage lesen!

Wenn du die Pille danach genommen hast, kann es sein, dass dein Zyklus sich daraufhin ein wenig verändert. Die Periode kann sich verschieben. Es kann nicht schaden, dann noch mal vorsichtshalber einen Schwangerschaftstest zu machen. Wenn du nach Einnahme der Pille danach Sex haben willst, solltest du bis zur nächsten Menstruation ein nicht-hormonelles Verhütungsmittel verwenden.[40] Bis zu fünf Tage nach dem ungeschützten Geschlechtsverkehr kann auch die sogenannte Spirale danach eingesetzt werden. Das ist allerdings ein bisschen teurer, funktioniert nur mit Kupferspiralen und -ketten und sollte nur dann passieren, wenn du auch weiterhin mit einer Spirale verhüten möchtest.[41]

Ungewollte Schwangerschaft

Die Pille kann man vergessen, Kondome können reißen, Verhütung kann schiefgehen. Das Gefühl, wenn man feststellt, dass man ungewollt schwanger ist, ist erst mal nur eins: verdammt beschissen und beängstigend. Erst mal hast du vermutlich einfach nur schwache Nerven und könntest den ganzen Tag heulen. Doch auch wenn es sich im ersten Moment so anfühlt: Eine ungewollte Schwangerschaft ist kein Weltuntergang.

Übel- und Müdigkeit, Schwindel, Spannungsgefühle in den Brüsten, Völlegefühl oder Blähungen können erste Anzeichen einer Schwangerschaft sein. Eine daraufhin ausbleibende Periode ist ein relativ wahrscheinliches Zeichen für eine Schwangerschaft, allerdings kann die Regel auch aus anderen Gründen ausbleiben, und es kann auch nach einer Befruchtung noch zu einer Regelblutung kommen. Zuerst solltest du aber schauen, ob dein Gefühl sich bestätigt, und einen Schwangerschaftstest machen. Schwangerschaften können per Ultraschall, Urin- oder Bluttests festgestellt werden. Urintests gibt es rezeptfrei in Apotheken oder Drogerien, für Ultraschall- und Bluttests musst du zu einer*einem Gynäkolog*in.

Leider musst du für all das ein paar Tage warten. Während ein Bluttest bereits nach sechs bis neun Tagen nach der Befruchtung (also nach der Verhütungspanne oder dem ungeschützten Sex) relativ sicher Auskunft darüber geben kann, ob du schwanger bist oder nicht, musst du ein bisschen länger warten, wenn du einen Urintest aus der Drogerie verwenden möchtest.[42] Diese Tests können erst etwa zwei Wochen nach der Befruchtung anhand der Hormonkonzentration in deinem Morgenurin anzeigen, ob du schwanger bist. Am besten ist, einen Urintest ab dem ersten Tag nach Ausbleiben der Periode zu machen.[43] Nur dann ist das Ergebnis wirklich verlässlich. Empfehlenswert ist auch, so einen Schwangerschaftstest nach einer Woche noch einmal zu wiederholen, um wirklich sicherzugehen. Und wie immer gilt auch hier: Packungsbeilage lesen.

In der Kleinstadt an der Supermarktkasse stehen und einen Schwangerschaftstest kaufen? Das kann sich ziemlich unangenehm anfühlen, gerade wenn bei dir die Nerven ohnehin blank liegen. Du kannst Schwangerschaftstests auch online bestellen oder eine*n Freund*in bitten, dir einen Test zu besorgen, wenn du dir und deinen Nerven das gerade nicht zutraust. Einer Person, die nicht in dieser Situation ist, kann das etwas leichter fallen. Aber – auch wenn es dir einfach nur peinlich vorkommt – hier gilt genau wie bei Tampons, Kondomen und Gleitgel: Die Leute in Drogerien, Supermärkten und Apotheken sind das gewohnt und haben schon viele, viele Schwangerschaftstests verkauft.

Falls der Test negativ ausfällt, durchatmen, falls nicht – auch durchatmen. Aber vielleicht ein bisschen tiefer. Denn jetzt solltest du eine*n Ärzt*in aufsuchen, um dir die Schwangerschaft bestätigen zu lassen. Vorher solltest du dich aber am besten einer*einem Freund*in, deinen Eltern, deine*r Beziehungspartner*in oder einer anderen Bezugsperson anvertrauen und sie um Unterstützung bitten. Falls du das Gefühl hast, dich mit deinen Sorgen an niemanden wenden zu können, oder sehr verzweifelt bist, wende dich an eine Schwangerschaftsberatung in deiner Stadt oder an eine der Beratungsstellen aus dem Anhang. Auch Ärzt*innen können in dieser Situation vertrauensvolle Ansprechpartner*innen sein.

Bist du wirklich schwanger, hast du jetzt eine schwierige Zeit vor dir. Für viele Menschen, die ungewollt schwanger werden, steht ziemlich schnell fest, ob sie das Kind austragen oder die Schwangerschaft abbrechen möchten. Andere geraten durch eine ungewollte Schwangerschaft in emotionale, moralische, familiäre oder andere Konflikte. Einige können sich offen und ehrlich mit der*dem Beziehungspartner*in, den Eltern und der Familie über die ungeplante Schwangerschaft austauschen, andere haben diese Möglichkeit nicht und geraten dadurch unter noch größeren Druck. Häufig spielen in diesen Konflikten nicht nur die Entscheidung der Schwangeren, sondern auch die Wünsche und Erwartungen der*des Beziehungspartner*in, der Familie, des sozialen Umfelds und der Gesellschaft eine Rolle.[44]

Ungewollte Schwangerschaften sind ein Tabuthema, und es wird nur selten offen und wertfrei darüber gesprochen. Doch in fast jeder Stadt gibt es Beratungsstellen, die genau auf diese Konflikte spezialisiert sind und deren Job es ist, dir jetzt zu helfen. Sowohl die Telefonseelsorge als auch Schwangerschaftskonfliktberatungsstellen sind in diesen Fällen für dich da und können dir dabei helfen, eine Entscheidung zu treffen.[45] Deine Ängste, Sorgen und Probleme kannst du dort in einem geschützten Raum mit ausgebildeten Berater*innen besprechen – auf Wunsch auch anonym. Sowohl rechtliche und medizinische als auch soziale Fragen haben hier einen Raum, und alles, was in diesem Raum besprochen wird, unterliegt der Schweigepflicht. Egal, was du am Ende tust: Die Schwangerschaftskonfliktberatung versucht, dich dabei zu unterstützen, eine Entscheidung zu treffen, die für dich richtig ist. Ein paar hilfreiche Links findest du im Anhang.

Schwangerschaftsabbruch

Solltest du dich für einen Schwangerschaftsabbruch entscheiden, gibt es viele Regeln, Gesetze und Fristen, die du kennen solltest und an die du dich halten musst. Auch dabei hilft die Schwangerschaftskonfliktberatung. Verschiedene Methoden des Schwangerschaftsabbruchs und ihre Vor- und Nachteile werden dabei ebenso besprochen wie rechtliche

Fragen, praktische Schritte und mögliche gesundheitliche wie psychologische Folgen.

Wie ein Schwangerschaftsabbruch verkraftet wird, ist von Person zu Person unterschiedlich. Manche brauchen ein Abschiedsritual, anderen tut es gut, sich abzulenken, manche haben großen Redebedarf, und wieder andere sehnen sich jetzt nach ganz viel Ruhe. Achte darauf, was sich für dich richtig anfühlt, geh dem nach, und wende dich bei Zweifeln oder Problemen an eine Schwangerschaftsberatungsstelle oder deine*n Gynäkolog*in. Tu dir etwas Gutes, suche dir Support von Freund*innen oder deiner Familie, und lass dich am besten ein paar Tage krankschreiben. Du hast körperlich und psychisch ziemlich viel mitgemacht, und es tut bestimmt gut, sich ein paar Tage davon zu erholen und alles, was passiert ist, noch einmal in Ruhe zu reflektieren.

Eine ungewollte Schwangerschaft ist eine absolute Ausnahmesituation, und vermutlich ist diese Zeit für dich mit unglaublich widersprüchlichen Gefühlen verbunden. Das kann psychisch sehr zermürbend sein, und es ist möglich, dass du dich von den Menschen um dich herum erst einmal unverstanden fühlst. Du kannst ängstlich, erleichtert und traurig zugleich sein, und möglicherweise brauchst du eine Weile, bis du all das verarbeitet hast. Schuldgefühle und Zweifel an deiner Entscheidung können wieder und wieder auftauchen und dir die Verarbeitung erschweren. Nimm dir Zeit, und sei nicht zu streng mit dir, vertrau dich Menschen an, mit denen du darüber reden möchtest, und suche dir professionelle Begleitung in einer Schwangerschaftsberatungsstelle oder bei einer*einem Psycholog*in. Auch eine langfristige psychologische Betreuung kann helfen, mit dem Schwangerschaftsabbruch besser klarzukommen.[46]

Gender und so

Was ist eigentlich Geschlecht?

Wenn in Deutschland vom Geschlecht die Rede ist, gerät oft einiges durcheinander, und die wenigsten wissen so richtig, was genau damit gemeint ist. Damit es nicht zu so viel Verwirrungen um dieses – zugegebenermaßen etwas schwammige – Geschlecht kommt, wird im Englischen zwischen ›sex‹ und ›gender‹ unterschieden. Diesen Begriff hast du vielleicht sogar schon mal gehört.

›Sex‹ meint dabei nicht das, was wir im Deutschen allgemein unter Sex verstehen, also den Akt, bei dem zwei oder mehr Personen miteinander intim werden, sondern einfach erst mal nur die körperlichen Geschlechtsmerkmale einer Person – Penis, Hoden, Vulva und Brüste zum Beispiel. Häufig wird ›sex‹ auch als ›biologisches Geschlecht‹ übersetzt. Kommt ein Kind mit Hoden und Penis auf die Welt, gehen die Ärzt*innen erst mal davon aus, dass sein biologisches Geschlecht männlich ist, bei einem Baby mit Vulva, dass sein biologisches Geschlecht dem einer Frau entspricht. Neben den Genitalien spielen bei dieser Zuordnung auch Hormone und Chromosomen eine Rolle.[47]

Viele Leute sprechen lieber vom bei der Geburt zugeordneten Geschlecht, um zu betonen, dass das sogenannte biologische Geschlecht auch nur eine menschengemachte Zuschreibung aufgrund bestimmter Merkmale ist, und damit beispielsweise auch intersexuelle und nicht binäre Menschen miteinzuschließen. Aber dazu später mehr.

Im Gegensatz zu ›sex‹, das erst mal nur die körperlichen Geschlechtsmerkmale einer Person beschreibt, wird's bei ›gender‹ ein klein wenig komplizierter. Hier kommen nämlich die Erziehung, die Gesellschaft und das persönliche Umfeld eines Menschen ins Spiel. Gender beschreibt die Eigenschaften einer Person, die ihr in einer Gesellschaft oder Kultur aufgrund ihres Geschlechts zugeschrieben werden. Es wird auch als das ›soziale Geschlecht‹ übersetzt.

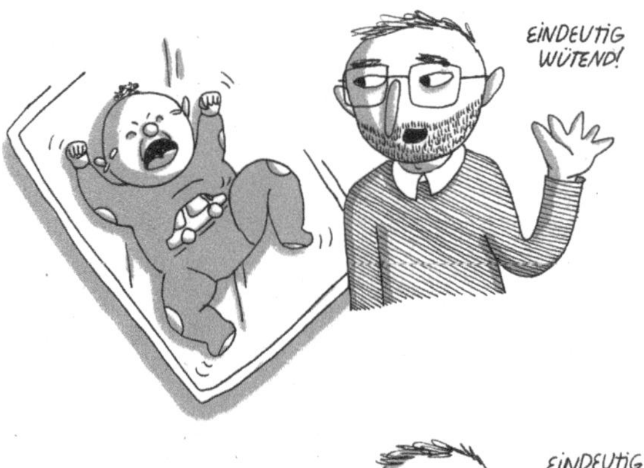

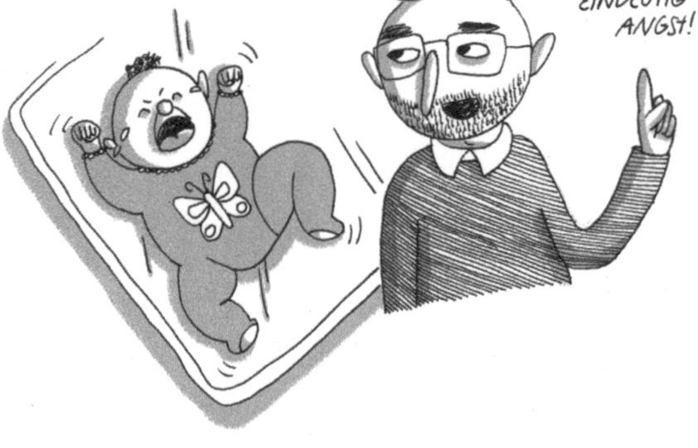

›Geschlecht‹ ist also nicht nur Biologie, sondern hat auch eine soziale Komponente. Gesellschaft, Erziehung, Familie und Freund*innen haben Einfluss darauf, wie sich das Gender einer Person entwickelt, und gesellschaftliche Strukturen bestimmen, wie Männer und Frauen sich zu verhalten haben und wie dieses Verhalten jeweils bewertet wird.[48]

Unsere Eltern, Freund*innen und Lehrer*innen tragen einen großen Teil dazu bei, indem sie uns in die eine oder andere Richtung pushen, wobei das nicht immer bewusst passieren muss. Vielleicht fallen dir selbst ein paar Beispiele aus deiner eigenen Kindheit ein, in denen du aufgrund deines Genders anders behandelt wurdest als andere Personen in deinem Umfeld. Wenn du männlich bist, haben deine Eltern dich vielleicht sportlich mehr gefördert als deine Schwester. Dafür durfte deine Schwester vielleicht eher weinen, wenn ihr irgendwas Unangenehmes passiert ist, während du schräg angeschaut wurdest, wenn auch du mal heulend nach Hause kamst. Wenn du weiblich bist, durftest du dich vielleicht oft nicht dreckig machen, nicht so viel toben und solltest auf deine Klamotten achten, während die Jungs aus deiner Klasse ständig mit kaputten und verdreckten Hosen nach Hause kommen durften. All das hat mit Gender zu tun. Und das hört in der Pubertät nicht auf, sondern zieht sich durch das gesamte Leben. Und es hat einen sehr großen Einfluss darauf, wie wir uns als Menschen entwickeln (können).

In der Wissenschaft wird zu diesem Thema viel recherchiert, und es ist noch längst nicht alles zu dem Thema gesagt worden. Fest steht aber jetzt schon: Ob eine Person einen Penis oder Brüste hat, hat nichts damit zu tun, wie gut sie einparken oder rechnen kann, sondern höchstens damit, wie sehr die Gesellschaft ihr das zutraut. Wenn dir jemand vom Kindergarten bis in die Oberstufe immer wieder sagt, du kannst nicht rechnen, dann kannst du vielleicht irgendwann wirklich nicht rechnen. Und das liegt nicht daran, dass du eine Vulva hast, sondern daran, dass Leute dir immer wieder bestimmte Dinge sagen und dich in die eine oder andere Richtung pushen. Wir lernen, ein Mann oder eine Frau zu sein und uns dementsprechend zu verhalten.

Gender & Mode

Früher war es total normal, wenn Männer Strumpfhosen trugen. Während Männer bereits im Mittelalter auf dem Leggins-Trip waren, durften Frauen erst mit der Erfindung des Fahrrads Hosen anziehen, und so richtig setzte sich die Frauenhose erst mit der Emanzipationsbewegung durch. Während Hosen für Frauen heute ein ganz alltägliches Kleidungsstück sind, sieht man Männer in Strumpfhosen kaum noch, obwohl sich der Strumpfhosentrend bei Männern über so viele Jahrhunderte gut gehalten hat. Eigentlich seltsam, oder??

Rolle rückwärts: Geschlechterrollen und Klischees

Wir alle kommen erst mal als kleine Mini-Menschen auf die Welt, und wir werden aufgrund von Genitalien und Chromosomensatz in eine von zwei Kategorien eingeordnet: Mann oder Frau. Die eine Kategorie kann angeblich gut Rasen mähen und interessiert sich für Autos, die andere kocht gern und interessiert sich mehr für Mode als für Fußball. Unsere

Interessen, Talente und Hobbys sind natürlich nicht in unserem Chromosomensatz oder unseren Genitalien angelegt, sondern sie werden gesellschaftlich und kulturell geprägt. In jeder Gesellschaft gibt es bestimmte Geschlechterrollen, die uns in unserer Entwicklung beeinflussen und uns – neben sehr vielen anderen Dingen, Personen und Impulsen – zu den Menschen machen, die wir irgendwann mal werden.[49]

Vielen Menschen bieten Geschlechterrollen Orientierung. Sie können sich mit ihnen identifizieren und fühlen sich wohl damit. Einige Menschen fühlen sich durch Geschlechterrollen aber auch eingeengt und können nicht besonders viel mit ihnen anfangen.

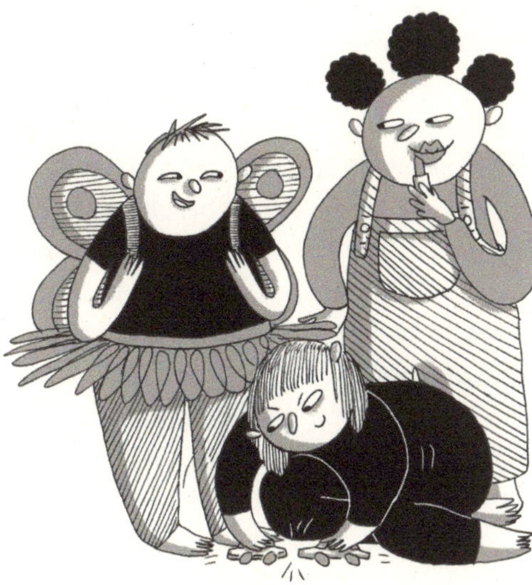

Sexismus
Sexismus ist die bewusste oder unbewusste Diskriminierung einer Person aufgrund des ihr zugeschriebenen Geschlechts.[50]

Die Abwertung von Weiblichkeit

Aus zu engen Vorstellungen von Männlichkeit und Weiblichkeit entstehen Stereotype und Klischees, die viel Schaden anrichten können. Wenn du mal so einige Geschlechterstereotype im Kopf durchgehst, fällt dir vermutlich auf, dass viele männliche Stereotype mit Stärke, Durchsetzungsfähigkeit, Selbstständigkeit und Wissen zu tun haben, während die Stereotype rund um Frauen eher mit Schwäche, Gefühlen, Verletzlichkeit und Bescheidenheit zusammenhängen. Weiblichkeit wird in unserer Gesellschaft oft abgewertet, und Frauen ziehen leider öfter mal den Kürzeren. So werden Berufe, die gesellschaftlich als ›typisch weiblich‹ verstanden werden, häufig schlechter bezahlt und nicht besonders hoch angesehen. Erzieher*innen und Krankenpfleger*innen können ein Lied davon singen. Natürlich, es hat sich in den letzten Jahrzehnten einiges getan, Frauen dürfen wählen gehen, arbeiten und Hosen tragen – ja, sie können sogar Matheprofessorinnen, Leistungssportlerinnen und Astronautinnen werden –, aber es gibt auf jeden Fall noch viel zu tun: Frauen verdienen in Deutschland nach wie vor 21 Prozent weniger als Männer[51]. Kurz: Von Gleichberechtigung zwischen Männern und Frauen sind wir in Deutschland noch weit entfernt.[52]

Auch wenn Sexismus in unserer Gesellschaft vor allem Frauen betrifft, schadet er allen Menschen. Geschlechterste-

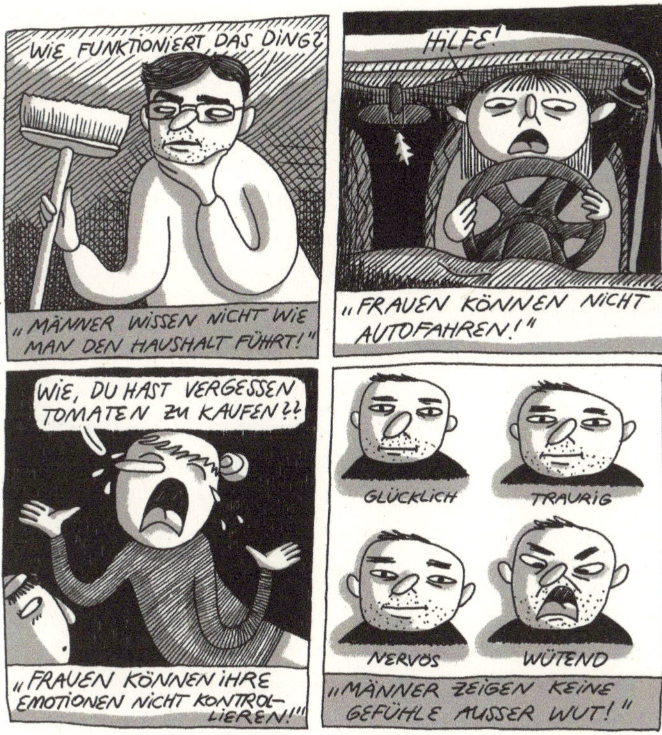
WIE FUNKTIONIERT DAS DING??
„MÄNNER WISSEN NICHT WIE MAN DEN HAUSHALT FÜHRT!"
HILFE!
„FRAUEN KÖNNEN NICHT AUTOFAHREN!"
WIE, DU HAST VERGESSEN TOMATEN ZU KAUFEN??
„FRAUEN KÖNNEN IHRE EMOTIONEN NICHT KONTROL-LIEREN!"
GLÜCKLICH
TRAURIG
NERVÖS
WÜTEND
„MÄNNER ZEIGEN KEINE GEFÜHLE AUSSER WUT!"

reotype bauen einen großen Druck auf und nehmen Frauen wie Männern und allen Menschen den Raum, sich frei zu entwickeln und zu entfalten. Schließlich sollten auch Mädchen und Frauen ihre Meinung sagen dürfen, und auch Jungs sollten ein Recht auf Weinen, Leggins und Make-up haben, wenn sie Lust dazu haben. Sowohl Frauen als auch Männer sollten in Beziehungen den ersten Schritt gehen dürfen, am Arbeitsplatz den Hut aufhaben dürfen und sich – unabhängig vom Geschlecht – um die Kinder kümmern dürfen. Und gleich bezahlt und gleich behandelt, ernst genommen und gehört werden wollen wir schließlich alle – unabhängig von unserem Geschlecht. Die meisten Stereotype und Klischees sind allgemein bekannt, und viele Leute probieren, sie aufzubrechen und zu bekämpfen. Dennoch sind sie überall um uns herum und werden von Lehrer*innen, Eltern, der Werbung, den Medien und auch von uns selbst wieder und wieder – bewusst oder unbewusst – reproduziert. Klischeefrei durch die Welt gehen ist gar nicht so einfach und bedeutet viel Arbeit und Reflexion des eigenen Verhaltens. Versuch öfter mal, deine eigenen Stereotype und Klischees zu hinterfragen, und sei flexibel mit den Kategorien ›Mann‹ und ›Frau‹ – so kannst du nicht nur dein Gegenüber besser kennenlernen, sondern auch dich selbst. Und lass dir von niemandem sagen, wie eine echte Frau oder ein echter Mann zu sein hat. Wie und wer du bist, entscheidest ganz allein du selbst.

Mai hat sich dazu entschieden, Chemikerin zu werden, und ist damit sehr erfolgreich. Dass Naturwissenschaften ziemlich männerdominiert sind, ist ihr anfangs gar nicht aufgefallen, und sie freut sich jedes Mal aufs Neue, mit ihren Inhalten auf YouTube, im Fernsehen und im Labor Klischees zu brechen.

»Mein großes Glück war, dass ich nie so richtig wahrgenommen habe, dass Chemie ein männerdominierter Bereich ist. Mir war schon klar, dass in den naturwissenschaftlichen Leistungskursen in der Schule weniger Mädchen waren, aber ich hab nie gedacht, dass das daran liegt, dass Mädchen das nicht so gut können. Mein Vater, der ja auch Chemiker ist, hat meinen Bruder und mich da

gleichermaßen inspiriert, und von meinen Eltern habe ich auch nie das Signal bekommen, dass sie uns da unterschiedlich erziehen oder unterschiedliche Erwartungen an uns haben. Ich hatte zwar wenig weibliche Vorbilder, aber dadurch, dass es vor allem Familienmitglieder waren, die mich inspiriert haben, hab ich nicht wirklich wahrgenommen, dass es da einen Gender-Unterschied gibt. Ich hab eher gedacht, wenn mein Vater und mein Bruder das gut können, werd ich das ja wohl auch gut können, es muss bei uns in der Familie liegen.

Je weiter ich im Studium kam und je höher der akademische Grad war, desto weniger Frauen waren dann aber um mich herum. Ich habe mich in manchen Meetings nur mit männlichen Kollegen wiedergefunden, was auch dazu führte, dass ich vielleicht übergangen oder nicht angesprochen wurde. Wenn man eine Frau ist, vergessen die Leute, dass man mit im Raum ist, dass man die Expertin ist oder die Leitung für ein Projekt hat. Ich glaube nicht, dass diese Leute das absichtlich machen, sondern, dass sie das einfach verinnerlicht haben und gar nicht merken. Das macht es nicht besser, aber ich habe mich davon nicht verunsichern lassen, sondern habe mich eher gefreut, wenn ich mal wieder unterschätzt wurde. Ich habe dann einfach durch meine Leistung, meine Daten, meine Arbeit klargemacht, was ich zu sagen habe und wie gut ich mich auskenne.

Wir alle kämpfen mit Klischees und Vorurteilen. Das sind bei mir als Frau mit Migrationshintergrund andere als bei jemandem mit Übergewicht, aber ich glaube der MINT[63]-Bereich ist ein verhältnismäßig dankbarer, weil am Ende eben die Fakten zählen. Seit ich in den Medien bin, ist das viel komplizierter geworden, und ich merke immer wieder, dass die Leute unter ›Wissenschaftler‹ keine junge Frau abgespeichert haben. Vor allem keine, die nicht total schrullig oder seltsam ist. Das finde ich einerseits nervig, und andererseits bin ich jedes Mal froh, wenn ich das Klischee brechen kann.

Ich glaube, wir müssen Mädchen und jungen Frauen mehr Selbstbewusstsein zusprechen. Das ist meiner Meinung nach der größte Unterschied zwischen Männern und Frauen. Viele männliche Kollegen, die Experten in irgendwas sind, verstehen sich auch ganz selbstbewusst so, und weibliche Kolleginnen zweifeln viel häufiger. Andersherum sollte man Jungs auch dazu ermuntern, klischeehaft weiche Rollen anzunehmen und Grundschullehrer oder Erzieher zu werden. Das ist alles nur eine Frage von Selbstbewusstsein, und bei Männern gehört genauso viel Mut dazu, die andere Rolle einzunehmen.«

Mai Thi Nguyen-Kim lebt in Darmstadt und ist Chemikerin, Wissenschaftsjournalistin, Autorin, Moderatorin und YouTuberin.

Entweder oder? Das binäre System und das Geschlechter-Universum

Du hast es auf den letzten Seiten vielleicht gemerkt. Es geht hier ziemlich viel um Männer und Frauen. In unserer Gesellschaft dreht sich sehr viel um diese zwei Kategorien, und alle Menschen sollen irgendwie in eine von beiden hineinpassen. Das System, in dem wir leben, ist sehr auf Zweigeschlechtlichkeit ausgelegt und bietet neben ›m‹ und ›w‹ nicht besonders viel Raum für andere Geschlechter. Ob in der Sprache, im Briefkopf oder auf dem Klo – es gibt immer exakt zwei Möglichkeiten: Du bist entweder Mann oder Frau. Für viele Menschen ist das völlig logisch und gar kein Problem. Sie sind eben männlich oder weiblich und fühlen sich wohl damit, als »Herr« oder »Frau« angesprochen zu werden, aufs Damen- oder Herrenklo zu gehen und beim Reisen »m« oder »w« in die Buchungsmaske einzugeben. Es fällt ihnen wahrscheinlich nicht einmal auf.

Es gibt aber auch Menschen, die mit den Kategorien ›Mann‹ oder ›Frau‹ nichts anfangen können und sich weder als Mann noch als Frau identifizieren können oder wollen. Ja, es gibt einfach Menschen, die weder Mann noch Frau sind. Diese Menschen sind nicht-binär, inter, trans, genderqueer, agender, genderfluid oder oder oder. Wie viele Geschlechter existieren, ist nicht besonders einfach zu erforschen, fest steht aber: Es sind mehr als nur zwei – und das ist sogar wissenschaftlich bewiesen.[54]

Es soll bei ›sex‹ und ›gender‹ allein nicht bleiben, denn zum Geschlecht gehört – wie du dir vermutlich schon denken kannst – noch viel mehr als nur Genitalien und Gesellschaft. Für einige Menschen macht das Geschlecht einen großen Teil ihrer Identität aus, für andere spielt es kaum eine Rolle, sicher ist aber: Das Geschlecht ist in unserer Gesellschaft irgendwie wichtig, also ist es an der Zeit, sich damit auseinanderzusetzen und die richtigen Vokabeln zu kennen.

Geschlechtsidentität (Gender Identity)

Die Geschlechtsidentität beschreibt das, was du ganz tief in dir drin über dein eigenes Geschlecht weißt, wie du dich fühlst, mit welchem Geschlecht du dich identifizierst. Klingt schwammig? Ist es irgendwie auch. Es ist deine Identität als Mann, Frau, dazwischen oder als Person außerhalb dieser beiden Kategorien. Womit kannst du dich identifizieren? Wie fühlst du dich? Vermutlich weißt du das einfach. Zum Beispiel, dass du ein cis Mann, eine trans Frau oder nicht-binär bist. Stell dir die Geschlechtsidentität als Universum vor, in dem irgendwo ›m‹ und ›w‹ vorkommt, aber auch ganz viel anderes möglich ist. Und all das kann sich auch im Laufe eines Lebens ändern und entwickeln.[55] Und nicht vergessen: Die Geschlechtsidentität hat nichts mit der sexuellen Orientierung einer Person zu tun. Du kannst trans und heterosexuell, nicht-binär und bi, eine cis Frau und lesbisch, pan- oder asexuell sein. Klingt kompliziert? Ist es eigentlich gar nicht.

Bei der Geburt zugeschriebenes Geschlecht (assigned sex)

Das Geschlecht, das einer Person bei der Geburt aufgrund bestimmter körperlicher Merkmale von Ärzt*innen zugeordnet wird, ist dein dir bei der Geburt zugeschriebenes Geschlecht. Es ist auch bekannt als biologisches Geschlecht oder ›sex‹.

Geschlechtsausdruck (Gender Expression)

Beim Geschlechtsausdruck geht es darum, wie du dein Gender performst. Es ist eine Mischung aus Verhalten, Kleidung, Bewegungen, Make-up und und und. Welchen Auftritt legst du hin? Was von deiner Geschlechtsidentität trägst du nach außen? Möchtest du sehr maskulin, sehr feminin, von allem ein bisschen, eher queer oder androgyn durch die Welt gehen? Der Geschlechtsausdruck einer Person muss nicht dem bei der Geburt zugeschriebenen Geschlecht entsprechen, und immer mehr Leute gehen spielerisch damit um. Für viele Personen sind Mode und Make-up wichtig, um ihr Gender auszudrücken, für andere wiederum spielt das kaum eine Rolle. Das Spielen mit Geschlecht und Mode hat eine lange Tradition und wird heute von Dragqueens und -kings aus ganz unterschiedlichen Gründen – teils zu besonderen Anlässen, teils auch im Alltag – performt. Spoiler: Du musst nicht gleich eine Dragqueen sein, um spielerisch mit deinem Geschlechtsausdruck umzugehen.

Auch beim *Voguing* darf mit dem Geschlechtsausdruck gespielt werden. *Voguing* entstand in den 80er-Jahren in den USA, wurde vor allem durch Schwarze und lateinamerikanische LGBTIQA+-Personen geprägt und erlebt derzeit ein Revival. Es ist ein Aufbegehren gegen rassistische und heteronormative Körperbilder sowie starre Vorstellungen von Geschlecht und kann einen Raum bieten, den eigenen Blick auf sich selbst, den eigenen Geschlechtsausdruck und gängige Schönheitsideale zu ändern.

Auch für Ari ist Voguing mehr als nur ein Tanzstil.

»Voguing hat nicht nur meinen Körper beeinflusst, sondern auch meinen Geist! Ich trete viel sicherer auf und kleide mich auch anders als früher. Ich überlege jetzt nicht mehr, ob die Kleidung weiblich oder männlich ist, sondern ich ziehe mich so an, wie ich mich fühle und was mir gefällt.

Wenn ich Lust habe, schminke ich mich auch. Leider wird Geschlechtsausdruck auch heute noch sehr binär gesehen, was eigentlich ein bisschen altmodisch und überholt ist. Man sollte nicht wie vor 50 Jahren denken, sondern auch für andere Geschlechterdefinitionen offen sein und niemanden von Anfang an nach irgendwelchen merkwürdigen Kategorien beurteilen. Auch ich versuche, mich da permanent zu bilden und offener mit Menschen umzugehen. Schließlich will ich selbst auch einfach so akzeptiert werden, wie ich bin, und mich nicht mehr verrenken müssen. Voguing hat mir dabei sehr geholfen. Für mich ist es viel mehr als nur ein Tanzstyle. Voguing ist meine Familie. Es gibt mir den Raum, mich mental und körperlich zu verwirklichen. Ich habe zwar immer schon getanzt, aber diesen Freiraum habe ich erst im Voguing gefunden.«

Ariclenes Agostinho Garcia aka Arigato Melody aka LaQuèfa St. Laurent lebt in Leipzig. Er hat angefangen zu tanzen, als er vor 15 Jahren nach Deutschland zog, und entdeckte 2014 das Voguing für sich.

Cis

Stimmt die Geschlechtsidentität mit dem bei der Geburt zugeschriebenen Geschlecht überein, ist eine Person cis geschlechtlich oder einfach cis.

Trans

Fallen das bei der Geburt zugeschriebene Geschlecht und die Geschlechtsidentität einer Person auseinander, ist eine Person trans. Trans sein kann sehr unterschiedlich aussehen.

Einige trans Personen haben die entgegengesetzte Geschlechtsidentität zu ihrem biologischen Geschlecht, bei anderen ist es weniger eindeutig. Manche trans Personen machen eine sogenannte Transition, um das ihnen bei der Geburt zugeschriebene Geschlecht ihrer Geschlechtsidentität anzupassen. Einige nehmen Hormone und lassen eine Operation durchführen, andere wollen keine OP, und wieder andere nehmen ausschließlich Hormone und machen nur Teile der Transition mit. Manche lassen alles so, wie es ist, und sind trotzdem trans. Nicht allen Leuten sieht man ihr Trans-Sein an. Trans ist eine Kategorie, die trans Frauen, trans Männer, nicht-binäre Personen, agender, genderfluide und (teilweise) auch intersexuelle Personen miteinschließt. Und nicht vergessen: Sowohl cis als auch trans Personen sind ›richtige‹ Männer oder Frauen – egal, wie sie aussehen und wie viele operative Maßnahmen sie ergriffen haben. Auch Frauen können Penisse haben und auch Männer menstruieren.

Trans Personen haben es in unserer Gesellschaft nicht leicht und müssen zahlreiche Arzt- und Behördengänge hinter sich bringen, bis sie Zugriff auf Hormone, eine OP oder eine Personenstandsänderung bekommen. Das kann sehr zermürbend sein, und es kann helfen, sich mit Menschen zusammenzutun, die all das schon hinter sich haben oder in einer ähnlichen Situation stecken.

Inter

Nicht immer ist das Geschlecht eines Babys bei der Geburt klar in eine der beiden Kategorien einzuordnen. Einige Menschen kommen mit einem uneindeutigen biologischen Geschlecht zur Welt. Diese Kinder passen aus unterschiedlichen Gründen nicht in das Zweigeschlechtersystem. Hormone,

Genitalien und/oder Chromosomen dieser Personen sind weder eindeutig männlich noch eindeutig weiblich, sondern von beidem etwas oder irgendwo dazwischen. Manchmal kommt ein Baby mit einem Penis und weiblichem Chromosomensatz, manchmal mit einer Vagina und Hoden zur Welt. Diese Menschen sind inter und – auch wenn du vielleicht noch nie davon gehört hast – gar nicht so selten. In Deutschland leben zwischen 8000 und 120 000 Personen, die inter sind.[56] Das ist eine sehr ungenaue Angabe und hängt mit den unterschiedlichen Definitionen von Intergeschlechtlichkeit zusammen. Wissenschaftler*innen gehen von 60 verschiedenen Varianten der Intergeschlechtlichkeit aus.[57] Die Wahrscheinlichkeit, dass eine Person, die du kennst, inter ist, ist zwar nicht besonders hoch, aber auch nicht so klein, wie du vielleicht denkst. Ob eine Person inter ist oder nicht, siehst du ihr nämlich nicht unbedingt an.

Häufig werden Genitalanpassungen bei intergeschlechtlichen Kindern durchgeführt, um sie dem Mann-Frau-System anzugleichen.[58] Ihr biologisches Geschlecht wird im frühen Kindesalter so umoperiert, dass sie in das Zweigeschlechtersystem hineinpassen. Viele inter Personen werden kurz nach der Geburt operiert, wachsen danach als Junge oder Mädchen auf und erfahren erst in der Pubertät oder noch später, dass sie inter sind.

Obwohl von vielen unterschiedlichen Seiten von diesen operativen Eingriffen abgeraten wird, führen zahlreiche Ärzt*innen sie auch heute noch durch.[59] In den meisten Fällen bleibt es nicht bei einer Operation, sondern es folgt eine Welle von ganz unterschiedlichen Eingriffen, viele Menschen müssen ihr Leben lang Medikamente nehmen.

Oft werden Menschen, die inter sind, behandelt, als wären sie krank. Das dachte auch Audrey lange von sich selbst. Sie kam mit XY-Chromosomen, Hoden und Brüsten und ohne Uterus auf die Welt, wurde als Kind sehr oft unter Vollnarkose gesetzt und wusste so lange nicht, dass sie inter ist, bis sie mit 16 Jahren ihren Arzt fragte, was da eigentlich genau passiert ist.

---

*»In meiner Kindheit wurde ich sehr oft operiert, und auch in meiner Pubertät musste ich ständig zum Arzt. Meine ganze Pubertät ist quasi von Ärzt*innen kontrolliert worden, ich war teilweise jede Woche im Krankenhaus, um eine Vollnarkose zu bekommen, und fehlte deshalb oft in der Schule, konnte keinen Sport machen, mich nur schlecht konzentrieren und keine Freund*innen haben. Die Ärzt*innen wollten mir durch diese Operationen ein ›normales‹ Leben geben, haben aber genau das Gegenteil getan. Ich dachte immer, ich sei krank, und dann habe ich den Arzt mit 16 einfach mal gefragt, was eigentlich passiert ist. Der Arzt benutzte so viele Fremdwörter und hat so abstrakt geredet, dass ich mich mit nichts davon identifizieren konnte. Aber in diesem Gespräch mit 16 Jahren habe ich erfahren, dass ich inter bin. Ich war mit diesem Wissen dann erst mal sehr auf mich allein gestellt und hatte immer diese komische Angst, ›erwischt‹ zu werden. Ich war in Sorge, dass die Leute irgendwie wissen oder vermuten könnten, dass ich inter bin. Und dadurch, dass die Ärzt*innen immer von Anomalien und Syndromen gesprochen haben, dachte ich selbst sehr lange, ich hätte eine schlimme Krankheit.*

*Bis 2016 wusste niemand, außer mir, meinen Eltern und meinen Ärzt*innen, dass ich inter bin. Dann erzählte ich es* *einigen Freund*innen, und mir wurde klar, dass ich irgendwas gegen diesen ganzen Scheiß tun muss. Ich hatte über einhundert Eingriffe unter Vollnarkose, weil die Gesellschaft denkt, dass mein Körper nicht gut genug ist, um einfach so sein zu dürfen, wie er ist. Nachdem ich es jahrelang niemandem erzählt hatte, outete ich mich dann direkt ganz öffentlich in einer Doku im französischen Fernsehen. Darüber lernte ich andere Leute kennen, die inter sind.*

*Durch den Kontakt zu anderen inter Personen habe ich mich so empowered gefühlt. Plötzlich gab es Leute, die ähnliche Erfahrungen gemacht haben wie ich. Mit Leuten sprechen, die Ähnliches erlebt haben wie du selbst und die vielleicht ähnliche Gedanken haben, ist sehr wichtig, um zu wachsen. Ich wünschte, ich hätte diese Menschen nicht erst mit Mitte 20, sondern schon mit 15 kennengelernt. Und das würde ich auch allen 15-Jährigen raten, die inter sind. Connectet euch mit Organisationen, Aktivist*innen, nehmt Kontakt zu Inter-Gruppen auf, und schreibt mir ruhig auf Instagram, wenn ihr Fragen haben solltet.*

*Auch heute noch werden gesunde Kinder, die inter sind, operiert und verstümmelt. Inter-Themen sind immer noch kein Pflichtbestandteil des Medizinstudiums. Fast zwei Prozent der Bevölkerung sind inter, aber die Gesellschaft tut immer noch so, als würden wir nicht existieren. Das muss sich ändern. Ärzt*innen, Hebammen, Krankenpfleger*innen, Lehrer*innen und Erzieher*innen sollten über das Thema aufgeklärt werden, und es sollte eine leichtere Kontaktaufnahme geben zwischen Eltern, Kindern, Teens und Inter-Organisationen. Das würde schon viel helfen.*

Sauer auf meine Eltern bin ich nicht, sie haben ihr Bestes getan. Vielleicht bin ich ein bisschen sauer, dass sie nie

*Stopp gesagt haben. Vor allem aber bin ich sauer auf die Ärzt*innen und dass es in dieser Gesellschaft nichts zwischen Mann und Frau gibt. Schließlich gibt es viele verschiedene Wege, ein Mann oder eine Frau zu sein, und die Leute sind ja nicht mit mir befreundet, weil ich ein Mann oder eine Frau bin, sondern weil ich cool bin.«*

*Audrey Aegerter studiert Kinderrecht, ist Mitbegründerin des Vereins InterAction Suisse und betreibt Aufklärungsarbeit rund um Inter-Themen. Ihr findet Audrey auf YouTube als Audrey XY und auf Instagram als @audr_xy_*

Nicht-binär

Viele Personen, die nicht ins Zweigeschlechtersystem passen, bezeichnen sich als nicht-binär, non-binary oder nonbinär. All diese Wörter meinen das Gleiche: nicht eins von zwei – also nicht eine der beiden Kategorien Mann und Frau. Nicht-binäre Menschen können oder wollen sich nicht als Mann oder Frau identifizieren. Einige fühlen sich nach gar keinem Geschlecht, andere identifizieren sich mal weiblich, mal männlich oder beides auf einmal, bei anderen schwankt es, und wieder andere können damit gar nichts anfangen.[60]

Nicht-binär ist ein Sammelbegriff für viele verschiedene Geschlechtsidentitäten, die nicht ins Mann-oder-Frau-System passen. Personen müssen nicht inter sein, um in dieses System nicht reinzupassen, aber auch nicht-binäre Personen können trans oder inter sein und andersherum. Einige nicht-binäre Personen haben einen dementsprechenden Geschlechtsausdruck und verwirren dich vielleicht sogar ein bisschen damit, andere sehen für dich vielleicht auf den ersten Blick aus wie cis Männer oder cis Frauen. Man sieht den Leuten ihre Geschlechtsidentität – genau wie ihre sexuelle Orientierung – nicht immer an.

Wie bei vielen Menschen war das Coming-out als non-binary auch bei Hengameh ein Prozess.

»Zu verstehen, dass ich non-binary bin, war ein Prozess und hat schon in meiner Kindheit angefangen. Erst wollte ich kein Mädchen sein und dachte dann, die andere Option wäre, ein Junge zu sein, aber das war irgendwie auch falsch. So lief das ein paar Jahre, und dann hab ich irgendwann im Internet gesehen, dass es so etwas gibt wie non-binary, und hab mich darin wiedererkannt. Es hat sich ziemlich gut angefühlt zu wissen, dass ich nicht komisch bin, sondern dass es viele gibt, die so sind wie ich. Ich oute mich peu à peu. Manchmal ist es einfach egal, und manchmal wollen Leute lange diskutieren und haben viele Fragen. Da hab ich einfach nicht immer Bock drauf. Bei Behörden zum Beispiel ist mir das einfach zu nervig. Man sieht Leuten ja auch nicht an, wenn sie non-binary sind, und sie können ganz unterschiedlich aussehen.
Allen, die merken, dass sie non-binary sind, gratuliere ich. Denn Non-binary-Identitäten sind so alt wie die Menschheit. Wir sind viele, und ihr seid nicht allein!«

Hengameh Yaghoobifarah
*lebt in Berlin und arbeitet als Autor*in und Journalist*in.*
Ihr findet Hengameh auf Instagram und Twitter als @habibitus.

Queer

Wie bei den sexuellen Orientierungen gilt auch bei Geschlechtsidentitäten: Einige nicht-binäre, inter und trans Personen bezeichnen sich selbst lieber als agender, genderqueer, genderfluid oder einfach queer. Aus verschiedenen Gründen wollen sie mit ihrer Geschlechtsidentität nicht so explizit werden, haben keine Lust auf Kategorien, lehnen Geschlecht als Kategorie ab oder wollen damit markieren, Teil der Queer Community zu sein.

Das dritte Geschlecht/die dritte Option

Neben den Kategorien ›m‹ und ›w‹ gibt es seit dem 1. Januar 2019 auch ›d‹. Es steht für ›divers‹ und ist auch als ›das dritte Geschlecht‹ oder ›dritte Option‹ bekannt. Das soll das Zweigeschlechtersystem für Personen öffnen, die da nicht hineinpassen. Allerdings ist ›divers‹ gar nicht so divers, wie es aussieht, und wird von der Queer Community stark kritisiert. Statt für alle Personen, die von der M-W-Norm abweichen, funktioniert der neue Geschlechtseintrag nur für Menschen, die einen medizinischen Nachweis darüber vorlegen können, dass sie inter sind. Um sich als divers eintragen zu lassen, muss es also einen medizinischen Beweis geben, dass das biologische Geschlecht einer Person weder dem männlichen noch weiblichen entspricht. Stell dir vor, du bist trans und willst ins Schwimmbad, in die Umkleidekabine oder einfach auf eine öffentliche Toilette und wirst mit jedem Mal dumm angeguckt. Oder du hast gerade deinen Führerschein gemacht, freust dich total, dass du ihn endlich abholen kannst, und bekommst beim Amt erst mal richtig blöde Blicke, weil dein Körper nach Ansicht der Person auf der anderen Seite des Schreibtischs nicht zu dem passt, was auf deinem Ausweis unter Geschlecht vermerkt ist.[61] Das kann ziemlich demütigend sein.

In vielen Gesellschaften haben drei oder mehr Geschlechter eine lange Tradition. So leben in Nepal, Pakistan und Indien die Hijras, die Indien 2014 als letztes der drei Länder gesetzlich als drittes Geschlecht anerkannte.[62] Im mexikanischen Staat Oaxaca leben die Muxe, die dort als drittes Geschlecht nicht nur akzeptiert, sondern sogar bewundert werden.[63] Und auch in Thailand, Samoa, Albanien und in vielen anderen Teilen der Welt gibt es Gesellschaften, in denen ein drittes oder viertes Geschlecht eine lange Tradition hat. Die Zweigeschlechterordnung ist ein westliches Konzept und wurde mit der Kolonialisierung der Welt teilweise sehr gewaltsam durchgesetzt. Vorher wurde Geschlecht in vielen Gesellschaften als fließend oder wechselnd verstanden, manchmal sogar als völlig vom Körper entkoppelt.[64]

Ask me for my pronouns

Wie unsere ganze Gesellschaft ist auch unsere Sprache sehr auf Zweigeschlechtlichkeit ausgelegt: Herr und Frau, sie und er, die und der. Gerade im Deutschen ist es gar nicht so einfach, eine Sprache zu finden, die auch nicht-binäre und trans Personen miteinschließt. Während die englische Sprache es Personen außerhalb des binären Systems etwas einfacher macht (they/them) und in Schweden 2015 sogar extra neue, geschlechtsneutrale Pronomen eingeführt wurden (hen), macht es uns die deutsche Sprache ziemlich schwer. Vor allem, weil geschlechtsneutrale Pronomen im Deutschen sehr eng mit Dingen verknüpft sind: er, sie, ES; der, die, DAS. Willst du einen Menschen ›das‹ nennen? Eher nicht.

Manche greifen auf englische Pronomen zurück, und wieder andere versuchen, Pronomen komplett zu vermeiden, und verwenden stattdessen einfach ihren Namen.

Doch auch die deutsche Sprache bietet Mittel und Wege, Zweigeschlechtlichkeit nicht ständig zu betonen. Statt von Frau, Mädchen, Mann und Junge kannst du zum Beispiel einfach von Personen sprechen oder – noch besser – die Person einfach fragen, welche Pronomen sie für sich verwendet. Das fühlt sich am Anfang vielleicht komisch an, ist aber vor allem eine Frage der Gewöhnung. Einige Menschen, die nicht-binär oder trans sind, wechseln auch ihre Namen. Auch hier gilt: Akzeptier es einfach, und sprich die Person nicht ständig mit dem falschen Namen oder den falschen Pronomen an. Das kann sehr verletzend und nervig sein, und wenn jemand heiratet und den Namen ihres*seiner Partner*in annimmt, ist das schließlich auch kein großes Ding. Gewohnheiten sind da, um geändert zu werden.

Und auch Sprache hat sich schon immer verändert und darf sich gern dem Fortschritt anpassen. Wir siezen ja heute schließlich auch nicht mehr alle wie noch vor ein paar Hundert Jahren. Es dauert vermutlich noch ein bisschen, bis sich die Sprache der Realität angleicht, aber auch Sprache ist schließlich nicht mehr und nicht weniger als das, was wir draus machen.

Coming-out als trans, inter oder nicht-binäre Person

Zum Coming-out gehört auch hier erst einmal das Bewusstwerden über die eigene Geschlechtsidentität. Viele Menschen, die nicht-binär und/oder trans sind, wissen das schon ziemlich früh. Andere finden erst später mehr über ihre Geschlechtsidentität heraus. Darauf folgt meist das Coming-out im engeren Umfeld, du teilst deine Geschlechtsidentität, deine Pronomen und vielleicht auch deinen neuen Namen den Leuten mit, die es deiner Meinung nach wissen sollten. So ein Coming-out ist hier allerdings noch einmal eine andere Nummer als bei der sexuellen Orientierung – schon allein, weil du, falls du Hormone nehmen oder eine OP machen möchtest, viele Behördengänge, Psychotherapeut*innen- und Ärzt*innen-Besuche vor dir hast. Da können Eltern und Freund*innen eine gute Stütze sein. Aber auch hier gilt leider: Manche Eltern reagieren cool, manche reagieren nicht so cool. Ein Coming-out kann sehr anstrengend, aufreibend und schwierig sein. Es kann aber auch extrem befreiend sein und dir das Gefühl geben, dass das Leben jetzt erst so richtig losgeht.

Bei Caspar hat sich das Coming-out als trans über mehrere Jahre hingezogen.

»Mein Coming-out war – wie bei vielen – ein langer Prozess. Als ich sehr klein war, wollte ich nur Jungsklamotten tragen, und mein kleiner Bruder und ich liefen manchmal im Partnerlook rum. Mit elf oder zwölf dachte ich, ich sei

lesbisch, und ich erinnere mich, dass ich zu der Zeit auch mal kurz den Gedanken hatte, schwul zu sein. Das ging aber irgendwie nicht, weil ich ja dachte, dass ich ein Mädchen bin. Danach habe ich mich vor mehreren Leuten als lesbisch oder bisexuell geoutet und ziemlich negative Reaktionen darauf erhalten. Ich fühlte mich sehr alleine und dachte, ich könne nicht glücklich mit meiner Identität sein. Ich wusste ja noch nicht mal, was genau meine Identität ist. Mit 14 wurde meine Depression so stark, dass ich nach einem Suizidversuch einige Zeit in einer Jugendpsychiatrie verbringen musste. Ich wusste nicht, dass ich trans bin, habe aber sehr offensichtliche Bemerkungen in diese Richtung gemacht. Statt dies mit mir zusammen zu erforschen, sagte man mir, ich sei halt einfach in der Pubertät. Ich verbrachte jeden Tag viele Stunden im Internet, hatte Probleme im Unterricht und musste die Schule wechseln. Mit 15 war ich mit meiner Familie im Urlaub. Mir ging es damals sehr, sehr schlecht, und es gab viel Streit. Ich fühlte mich alleine, nicht verstanden und zurückgehalten. Während unseres Urlaubs starb in den USA die 17-jährige trans Jugendliche Leelah Alcorn durch Suizid. Dieser Fall wurde medial groß diskutiert, und ich erinnere mich, dass ich dachte: So möchte ich nicht enden, und ich werde etwas ändern. Als ich wieder in Berlin war, schnitt ich mir die Haare kurz und outete mich im Freundeskreis. Ich verlor meine damals beste Freundin, und auch bei Menschen, die nicht offensichtlich negativ reagierten, hatte ich oft das Gefühl, dass sie mich plötzlich anders behandelten oder etwas merkwürdig fanden. Zu Hause und in der Schule redete ich nicht über meine Geschlechtsidentität. Ich führte ein Doppelleben. In der Schule hatte ich Angst, dass Lehrkräf-

te mich deshalb schlechter benoten und behandeln würden, und erfuhr viel verbale und physische Gewalt. Ein gutes Abitur hab ich trotzdem gemacht.
*Mit 16 bin ich für paar Monate zu der Trans-Jugendgruppe von Lambda gegangen. Es war schön, sich mit anderen trans Jugendlichen auszutauschen. Als ich das erste Mal hinfuhr, war ich sehr aufgeregt. Ich sah damals sehr feminin aus und hatte Angst, nicht ›trans genug‹ zu sein. Natürlich war das nicht der Fall, und alle waren supernett. Trotzdem wurde dort von anderen Jugendlichen viel über ›die richtige Transition‹ gesprochen. Die gibt es aber nicht. Jede*r geht den eigenen Weg. Manche brauchen Pausen oder können bestimmte medizinische Sachen gar nicht machen. Mit 18 habe ich mit Testosteron angefangen, aber bis heute habe ich zum Beispiel keine OP gemacht und auch keine Dokumente geändert. Ich trage oft vermeintlich feminine Sachen, habe mehr Make-up als viele meiner Freundinnen und kaufe gerne viel in Pink. Das macht mich aber nicht weniger trans.*
*Heute gehe ich sehr offen mit meiner Identität um und bin glücklich damit. Ich bin im Bundesvorstand von Lambda e. V., helfe dort bei der Organisation von Angeboten für LSBTIQA+-Jugendliche und versuche, sehr offen zu sein, um vielleicht ein Vorbild für andere darstellen zu können, die in einer ähnlichen Situation stecken. Trotzdem gibt es täglich Situationen, in denen ich versuche, nicht als trans gelesen zu werden: Auf öffentlichen Toiletten, beim Klamotten-Shoppen, wenn ich nachts unterwegs bin, beim Bewerbungsgespräch und bei der Wohnungsbesichtigung – transfeindliche Diskriminierung lauert leider überall. Mir hilft es, Menschen um mich zu haben (Freund*innen, eine*

Jugendgruppe, Vertrauenspersonen online etc.), die Ähnliches erleben und mit denen ich mich über Erfahrungen austauschen kann.
Das hört sich vielleicht erst mal sehr kitschig an, aber: Pain ends. Der Schmerz, den du jetzt spürst, wird vorbeigehen. Wenn ich daran denke, dass mein Leben mit 14 hätte enden können, denke ich sofort an all die Sachen, die ich in den letzten sechs Jahren erlebt habe. Vor allem weiß ich, dass ich durch meinen Aktivismus und meine ehrenamtliche Arbeit sehr vielen Menschen geholfen habe. Wäre ich in den letzten sechs Jahren nicht hier gewesen, wäre die Welt vielleicht ein bisschen schlechter. Wenn du nicht hier wärst, wäre die Welt auch ein bisschen schlechter.«

Caspar Schumacher lebt in Berlin,
studiert Soziologie und Geschlechterforschung,
leitet Workshops und engagiert sich neben dem Studium
und seinem Job im Bioladen im Bundesvorstand
von Lambda e. V.

Wenn du trans bist, such dir Support bei guten Freund*innen, recherchier im Internet nach Coming-out-Storys und Ratschlägen, und kontaktiere bei Bedarf eine der Beratungsstellen aus dem Anhang. In den meisten – sogar kleineren – Städten gibt es Stammtische und Räume für queere Personen. Es kann sehr hilfreich und aufmunternd sein, sich mit anderen Queers zu vernetzen. Und falls du cis bist, hab Verständnis für deine queeren Freund*innen, und sei für sie da. Und ähnlich wie bei den sexuellen Orientierungen gilt auch hier: Wenn du aus irgendeinem Grund von einer Person wissen solltest, dass sie nicht cis ist – Fremd-Outing geht gar nicht. Sprich niemandem ihre*seine Geschlechtsidentität ab. Die Leute wissen schon selbst am besten, was mit ihnen los ist. ›Trans‹, ›queer‹ und ›nicht-binär‹ sind Selbstbeschreibungen, die du nur verwenden solltest, wenn eine Person sich das wünscht.

Liebe und so

Du siehst: Auch wenn es in unserer Entweder-oder-Welt nicht danach aussieht, ist Geschlecht sehr vielfältig und wandelbar. Und so ähnlich ist das auch mit Beziehungen. Es gibt so viele unterschiedliche Formen von Beziehungen, die alle wertvoll und wichtig sind: freundschaftliche Beziehungen, familiäre Beziehungen und Liebesbeziehungen zum Beispiel. Die meisten Leute – egal, ob lesbisch, heterosexuell, schwul oder queer – sehnen sich irgendwann danach, eine*n Partner*in zu finden, mit der*dem sie für eine Weile einen Großteil ihrer Zeit verbringen und eine Liebesbeziehung führen möchten. Manche entscheiden sich für eine*n Partner*in (Monogamie), einige führen irgendwann eine offene Beziehung, und wieder andere führen romantische Beziehungen mit mehreren Menschen (Polyamorie).

Wenn du daran kein Interesse hast, lass die nächsten paar Seiten lieber aus, denn du könntest dich langweilen. Es folgt nämlich: Pärchenkram.

Die erste Liebesbeziehung

Manche starten ihre erste Liebesbeziehung mit 14, manche mit 25. Bei einigen hält die erste Beziehung ein paar Wochen oder Monate, bei anderen ewig. Einige wollen sich mehr ausprobieren, andere treffen in der Schule schon die Person, mit der sie den Rest ihres Lebens zusammenbleiben möchten. Manchmal klappt das sogar. Oft aber auch nicht. Im Bestfall ist dein*e Beziehungspartner*in dein*e beste*r Freund*in und Liebhaber*in zugleich, dein*e heftigste*r Kritiker*in und größter Fan auf einmal –, und mit ihr*ihm kannst du wachsen und weiterkommen, sie*er fängt dich auf, wenn's dir schlecht geht, und weist dich darauf hin, wenn du dich vielleicht selbst mal danebenbenommen hast.

Ein*e gute*r Partner*in setzt dich nicht unter Druck und engt dich nicht ein, er*sie will dein Bestes und tut dir gut, ohne sich dabei selbst aufzugeben. In einer gesunden Beziehung findest du gegenseitige Unterstützung, Nähe und Intimität, Geborgenheit und Wärme, Händchenhalten, Knutschen und in den meisten Fällen auch Sex.

Klingt gut? Klar! Ist aber auch ganz schön viel auf einmal für so eine einzige Beziehung und kann manchmal ganz schön anstrengend sein.

Um eine gute Liebesbeziehung führen zu können, solltest du dich selbst gut kennen und mögen. Das ist gar nicht so einfach und braucht bei den meisten Leuten unglaublich viel Zeit. Manche Menschen probieren bis ins hohe Alter, bei sich selbst anzukommen. Bei sich sein und sich selbst lieben lernen ist eine Lebensaufgabe und wird uns durch vorherrschende Schönheitsideale, Geschlechterrollen und den Leistungsdruck in unserer Gesellschaft alles andere als leicht gemacht. Trotzdem ist ein gutes Selbstwertgefühl die Grundlage für eine funktionierende Beziehung.

Herausfinden, ob eine Person wirklich zu dir passt, kannst du nur, indem du sie richtig kennenlernst. Und vielleicht merkst du im Laufe der Zeit, dass du dich geirrt hast und es vorne und hinten nicht passt – dann mach besser rechtzeitig Schluss, um die*den andere*n nicht zu verletzen und auch um dich selbst zu schützen. Bis dahin hilft nur: Rein ins kalte Wasser und ausprobieren.

Hast du dich dann schließlich verliebt und die andere Person steht auch auf dich, ist vermutlich ein paar Monate lang alles rosa, alles schön und alles andere egal. Ist diese erste Verliebtheitsphase vorbei, und ihr steuert in Richtung ernsthafte Beziehung, braucht es oft viel Geduld und Toleranz, damit es funktioniert. Denn wenn man eine Person so richtig, richtig gut kennenlernt, hat einfach jede*r ihre*seine Macken, und wenn große Gefühle im Spiel sind, ist auch das Konfliktpotenzial hoch.

Ein*e gute*r Partner*in ist in der Lage, dich zu unterstützen, ohne sich dabei selbst zu vergessen. Sie*er manipuliert dich nicht, erpresst dich nicht und akzeptiert deine Grenzen. Sie*er möchte, dass es dir gut geht, ist an dir als Person interessiert und unterstützt dich – das bedeutet nicht, dass sie*er alles, was du tust oder sagst, toll findet, sondern dass sie*er ehrlich und auch kritisch mit dir ist.

Sie*er ignoriert dich nicht und sorgt nicht (absichtlich) dafür, dass du dich schlechter, sondern dass du dich besser fühlst. Sie*er möchte das Beste – für dich und für euch gemeinsam. Sie*er ist aber auch unabhängig, macht ihr*sein Ding und lässt auch dir deine Freiräume. Kurz: Sie*er tut dir gut. Du kannst so viel Vertrauen zu ihr*ihm aufbauen, dass du dich ihr*ihm ganz wie du bist zeigen kannst. So entstehen Intimität und Nähe, und das lohnt sich – auch wenn es Zeit braucht. Bei so viel Nähe gehört ein bisschen Eifersucht zwischendurch vielleicht dazu, und kleinere Konflikte kommen vor. Aber Eifersucht und Liebe gehören nicht zwangsläufig zusammen. Wenn jemand eifersüchtig ist, ist das nicht immer ein Zeichen großer Liebe, und nicht alle Verliebten sind eifersüchtig. Sie*er macht dir ständig ein schlechtes Gewissen, schränkt dich stark ein oder ist sauer, wenn du Zeit mit deinen Freund*innen verbringst? Pass auf, wenn du das Gefühl hast, dein*e Partner*in will dich manipulieren oder emotional erpressen. Falls dieses Gefühl sich einschleichen sollte, beobachte es, und sei im Zweifelsfall knallhart – you better run, auch wenn es wehtut. Einen kleinen Heartbreak wirst du einfacher überstehen als eine lange Beziehung mit einer Person, die nicht gut für dich ist. Pass gut auf dich auf – gerade wenn du bis über beide Ohren verliebt bist!

Eine Beziehung muss weder alles bedienen noch alles aushalten. Und du musst das erst recht nicht. Sei lieber länger Single als in einer Beziehung, die dir nicht guttut. Einige Menschen haben gar kein Interesse an romantischen Beziehungen, andere brauchen sehr lange, bis sie bereit sind, sich auf jemanden einzulassen. Also keine Verzweiflung aufkommen lassen, wenn du die*der Letzte in der Klasse bist, die*der noch keine Liebesbeziehung hatte.

Eine Partnerschaft bestimmt nicht deinen Wert, und Single sein kann eine aktive Entscheidung sein – auch wenn es häufig nur als Überbrückungsphase zwischen zwei Beziehungen verstanden wird. Auch Singles können knutschen und Sex haben und haben viele Menschen um sich herum, die sie lieben und wertschätzen. Aber das Wichtigste ist: Eine Beziehung wird schöner, je besser du dich selbst kennst und je mehr du dich magst. Es mag vielleicht abgedroschen klingen, ist aber sehr wahr: Die wichtigste Beziehung ist die zu dir selbst. Von dir kannst du dich nämlich nicht trennen.

How to survive a heartbreak

Leider gehen Beziehungen manchmal in die Brüche. Irgendwann trifft's alle mal. Du bist total verliebt und denkst, die Person, um die sich seit einer Weile alles dreht, ist das auch, und dann knallst du ohne Fallschirm von ganz oben auf den harten Betonboden der Tatsachen. Das Luftschloss, das du dir über die letzten Wochen aufgebaut hast, zerbricht an der – ja, zugegeben manchmal wirklich etwas übertrieben unfairen – Realität: Der Mensch, mit dem du am liebsten jede freie Minute verbringen würdest, will oder kann nicht (mehr) mit dir zusammen sein. Das kann ziemlich wehtun, und vermutlich ist die beste Umschreibung für deinen Zustand erst mal einfach nur S-C-H-E-I-ß-E. Die schlechte

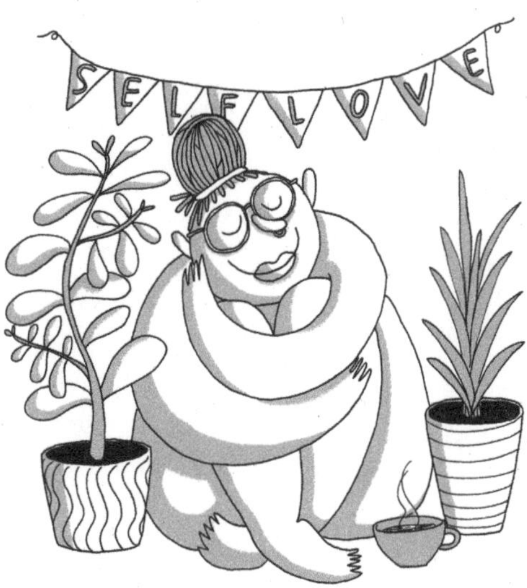

Nachricht: Das bleibt erst mal eine Weile so. Die gute: Es geht irgendwann vorbei.

Aber zunächst heißt es: Liebeskummer! Meist kickt er dir, kurz nachdem die unerfreulichen Fakten zu dir vorgedrungen sind, so richtig heftig in die Magengegend. Und dabei wird es nicht bleiben. Es gibt viele gute Gründe, deinen neuen Begleiter zu hassen. Er kommt immer dann, wenn man ihn nicht gebrauchen kann, er ist unberechenbar und hartnäckig und schlägt in den merkwürdigsten Momenten immer wieder zu. Du denkst, du hast alles hinter dir gelassen, bist daran gewachsen und offen für Neues? Vergiss es! Du bist im Urlaub und eigentlich ziemlich happy, und dann läuft plötzlich dieses eine Lied im Radio? Da ist er wieder. Es ist Weihnachten, Ostern oder irgendein anderer Feiertag, und du hast zu viel Zeit zum Nachdenken? Kein Problem, der Liebeskummer wartet schon.

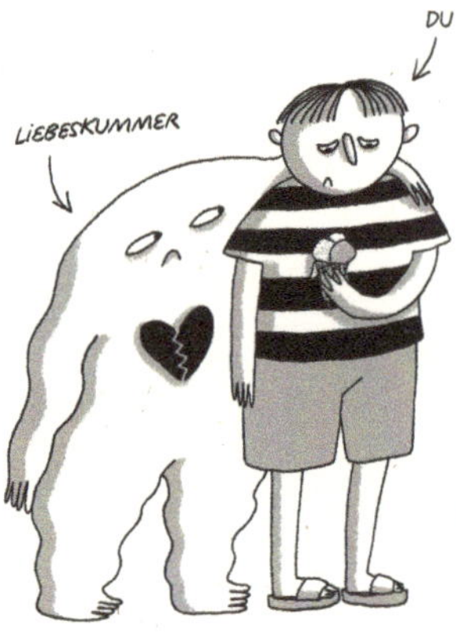

Es gibt aber auch gute Gründe, deinen neuen unliebsamen Gefährten einfach so zu akzeptieren und in dein Leben zu lassen. Denn dann geht er auch ganz sicher irgendwann wieder weg, und du fühlst dich stark, weil du ihn besiegt hast. Vermutlich fühlst du dich jetzt aber erst mal, als wärst du der einzige Mensch auf der ganzen Welt, dem es jemals so beschissen ging. Das stimmt nicht. Das Allerschönste am Liebeskummer ist nämlich, dass fast alle ihn kennen und diese Gefühle nachvollziehen können. Egal, wen du fragst, jede*r in deinem Umfeld hat mindestens schon einmal in ihrem*seinem Leben so gelitten, wie du es gerade tust. Also los, heul sie voll. Jetzt ist einer der wenigen Momente im Leben, in denen es okay ist, mal eine Weile im Selbstmitleid zu versinken und den anderen so richtig schön die Ohren vollzuheulen. Fast alle haben Verständnis für deine Situation. Also umarme deinen Liebeskummer, drück auf die Tränendrüse, hör die traurigste Musik der Welt, und tu alles, was dir jetzt guttut.

Kurz und schmerzlos: Liebeskummer für Anfänger*innen

Steiger dich rein. Du bist der traurigste Mensch der Welt. Niemandem geht es so beschissen wie dir. Hör traurige Musik, heul, bis du nicht mehr kannst, und lies die traurigsten Lovestorys, die du finden kannst. Gib dir die volle Dröhnung Liebeskummer!

Gönn dir. Du hast das Bedürfnis, dir drei Kilo Schokolade reinzuziehen, willst eine Woche lang ausschließlich Pommes essen oder ein ganzes Wochenende nur im Bett verbringen? Mach einfach. Gönn dir Dinge, die dir guttun. Lass es raus. Erzähl deinen Freund*innen, was passiert ist und wie du dich gerade fühlst. Sie werden es aushalten.

Lenk dich ab. Unternimm was mit Freund*innen, geh ins Kino, mach Sport, stürz dich in die Arbeit, stell dein Zimmer um, putz die Wohnung, grab den Garten deiner Oma um. Ablenkung kann Wunder bewirken.

Leg dir eine Liebeskummer-Playlist an. Die kann man immer wieder rausholen – ob mit oder ohne Liebeskummer.

Führ ein Tagebuch. Manchmal hilft es, diese Gefühlsparty runterzuschreiben, die gerade irgendwo zwischen deinem Kopf und deinem Herzen stattfindet. Schreib alles auf, ohne Rücksicht auf Peinlichkeiten. Im Notfall kannst du es wegwerfen, sobald der Liebeskummer vorbei ist.

Werd kreativ. Mach aus dem schlimmen Gefühl etwas Schönes. Schließlich sind die besten Songs, Geschichten und Kunstwerke der Welt mithilfe von Liebeskummer entstanden.

Schreib dir Dinge auf, die dich an der Person gestört haben. Auch wenn sie*er eigentlich der tollste Mensch auf diesem Planeten ist, hat sie*er bestimmt auch schlechte Seiten. Konzentrier dich drauf! Akzeptier dabei Widersprüche. Du kannst schrecklich verliebt sein und die Person trotzdem beschissen finden.

*Du willst dich unbedingt bei ihr*ihm melden, aber weißt, dass das eigentlich keine gute Idee ist?* Schreib die Nachrichten in deine Notizen, und warte ein paar Stunden. Wenn du sie danach immer noch abschicken willst, los, wenn nicht, umso besser. Gleiches gilt für lange Briefe, E-Mails und alles andere, was man abschicken kann.

Lass los. Fakt ist: Sie*er will dich nicht – aus welchen Gründen auch immer. Daran gibt es nichts zu rütteln. Auch wenn du dir nichts mehr wünschst, als dass das nur ein schlechter

Scherz war und du morgen in einer anderen Wirklichkeit aufwachst – Fakten sind Fakten, es gibt keinen Weg zurück.

Blockier sie! Der Person, die dir das Herz gebrochen hat, auf Instagram dabei zusehen, wie viel Spaß sie hat, während du völlig verheult in einem abgedunkelten Zimmer kiloweise Eis in dich reinstopfst? Nee, danke. Blockier sie auf Social Media. So musst du auch nicht ständig hoffnungslos dein Handy checken, um zu schauen, ob sie*er sich gemeldet hat.

Schaff dir kleine Inseln in der näheren Zukunft, auf die du dich freuen kannst. Ein Ausflug mit der Crew, der Sommerurlaub oder ein Kurztrip in die nächstgroße Stadt sind ein guter Grund für Vorfreude.

Liebeskummer ist immer schlimm, aber je öfter dein Herz bricht, desto besser wirst du damit umgehen können. Und irgendwann kann man auch dem schlimmsten Liebeskummer etwas abgewinnen und in den meisten Fällen sogar nach einer laaaaaaaangen, laaaaangen Zeit auch über sich selbst lachen.

Beauty und so

Schönheitsideale und ihre Folgen

Wir alle wollen uns wohl in unseren Körpern fühlen und das auch nach außen tragen. Social Media, Werbung und die Modeindustrie machen uns das aber alles andere als leicht. Den eigenen Körper akzeptieren und sogar lieben lernen kann ziemlich schwierig sein, wenn man ununterbrochen Bildern von glatt rasierten, durchtrainierten, schlanken Personen mit glänzenden Haaren, makelloser Haut und großen offenen Blinkeaugen ausgesetzt ist. Wir alle geraten immer mehr unter Druck, schlank, durchtrainiert und muskulös zu sein, und es ist sehr schwierig, sich von diesem Druck zu befreien – gerade wenn man jung ist, der Körper sich gerade sowieso verändert und man sich ständig mit anderen vergleicht.

Schönheitsideale sind von Gesellschaft zu Gesellschaft unterschiedlich und ändern sich mit der Zeit. In Deutschland waren zum Beispiel in den 1980er-Jahren große, sportliche, durchtrainierte Frauen angesagt, in den 1990er-Jahren extrem dünne Frauen und in den 2000er-Jahren Frauen mit großen Brüsten, schmalen Hüften und flachen Pos. Heute – nur wenige Jahre später – sind breite Hüften, ein großer Po und eine schmale Taille das Ideal. Eine Frau, die dem derzeitigen deutschen Schönheitsideal entspricht, ist weiß, schlank und sitzt auf keinen Fall im Rollstuhl oder hat sonst irgendeine Behinderung, ist nicht zu groß und nicht zu klein, ihre Taille ist höchstens so breit wie ein Blatt Papier, dafür hat sie einen großen Po und breite Hüften, aber eine Lücke zwischen den Oberschenkeln und sehnige, durchtrainierte Arme. Sie hat große Brüste und lange Beine, aber die Füße dürfen nicht zu groß sein. Sie hat lange Arme und schlanke Finger, ihre Schlüsselbeinknochen sind gut sichtbar, und wenn sie liegt, kann man ihre Hüftknochen und Rippen sehen. Abgesehen davon hat sie auch noch große Augen, glatte Haut und glänzende Haare, volle Lippen und kleine Poren, und eine kleine süße Nase, die genauso gerade ist wie ihre Zähne.

Das Problem an Schönheitsidealen: Sie sind Ideale, also eigentlich unerreichbar. Trotzdem laufen viele Menschen diesen Idealen hinterher und versuchen alles, um so auszusehen wie das zurzeit herrschende Schönheitsideal. Sie gehen ins Fitnessstudio, um den Po aufzupumpen, essen wenig, damit die Taille schön schmal bleibt, und lassen im Notfall sogar operativ etwas am eigenen Körper verändern. Doch was, wenn in ein paar Jahren große Pos wieder out und breite Taillen auf einmal in sind? Wenn breite Schultern und sehnige Arme nicht mehr im Trend sind? Ist das mühsam antrainierte Fleisch dann nichts mehr wert und muss runtergehungert werden?

Schönheitsideale variieren nicht nur von Zeit zu Zeit, sondern auch zwischen Ländern und Kulturkreisen. Wie sehr diese Ideale voneinander abweichen, hat eine amerikanische Journalistin vor ein paar Jahren mit einem Experiment veranschaulicht. Über das Internet forderte sie Photoshopper*innen aus aller Welt dazu auf, sie ›schön‹ zu shoppen.

Heraus kamen mehr als 25 unterschiedliche Versionen ihres Gesichts – immer den Beauty-Standards des jeweiligen Landes entsprechend.[65] Das Experiment ging viral und zeigt ziemlich gut, wie unterschiedlich und abstrakt Schönheitsideale sind. In all ihrer Unterschiedlichkeit eint diese Ideale aber eines: Sie sind unerreichbar. Niemand wird jemals so aussehen wie ein Schönheitsideal.

Perfekt aussehen ohne Arbeit

Das Absurde daran: Wir sollen perfekt aussehen, aber dürfen uns nicht anmerken lassen, wie viel Arbeit das war.

Gerade frisch aus dem Bett gestiegen, schon ordentlich am Strahlen und ready für die Insta-Story? Nicht ganz.

Instagram und andere Plattformen sind nicht die Realität, und fast alles, was du dort siehst, ist inszeniert, durch mehrere Programme gelaufen und mehrfach gefiltert – auch wenn die Leute dabei so tun, als wären sie eben erst aufgestanden und hätten mal schnell und ganz lässig etwas Entspanntes gepostet. Instagram ist für viele Leute ein Job. Sie verdienen ihr Geld mit solchen Fotos und inszenieren dort eine Person, die nicht die gleiche ist wie die Privatperson, die diese Instagram-Figur erschaffen hat. Erfolgreich ist auf Instagram eben, wer einem bestimmten Schönheitsideal entspricht, und daher sind die sozialen Medien auch so voll von den immer gleichen Bildern.[66]

Das Schlimme daran: Wir verlieren den Überblick und wissen nicht mehr, was real und was retuschiert ist. Das verzerrt unsere ohnehin schon völlig realitätsfremde Vorstellung von Schönheit noch viel mehr. Studien belegen, dass es uns ziemlich unglücklich macht, wenn wir uns den ganzen Tag solchen Bildern aussetzen.[67] Instagram hat einen schlechten Einfluss auf unser Selbstwertgefühl und gibt uns ständig das Gefühl, nicht zu genügen.

Aber nicht vergessen: Genau wie das Leben der Leute dort nicht nur aus coolen Partys und aufregenden Reisen besteht, haben auch sie mal Pickel und schlechte Laune. Vielleicht mögen sie ihren Bauch nicht oder hassen ihr Füße, und vielleicht hatten sie während der Aufnahme eines Fotos einen Nervenzusammenbruch oder haben hundert Anläufe für dieses eine perfekte Foto gebraucht. Wir sehen immer nur das Ergebnis, nicht den Prozess hinter einem Instagram-Post.

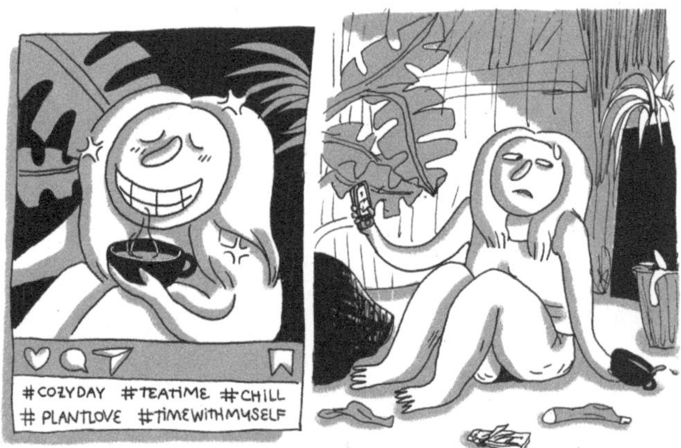

INSTAGRAM VS. REAL LIFE

Schönheitsideale gab es auch schon lange vor Instagram. Was heute Influencer*innen sind, waren vor einer Weile noch Models, Schauspieler*innen und andere Prominente, die für viele Menschen Schönheit verkörperten. Diese Leute wenden sehr viel Zeit und Geld für ihren Körper auf, viele von ihnen haben Personal Trainer*innen und persönliche Ernährungsberater*innen, die ihnen Fitness- und Ernährungspläne aufstellen, und viel, viel Zeit für Sport und Kosmetik.

Wir werden aber nicht nur über Social Media und das Fernsehen ständig mit Bildern von superschlanken, glatten und schönen Menschen vollgeballert, sondern auch, wenn wir einfach so durch die Stadt laufen, U-Bahn fahren oder im Kino sitzen. Wir können uns nicht aussuchen, was wir sehen, geschweige denn vor diesen Bildern weglaufen, denn überall um uns herum ist Werbung. Permanent werden Dinge mit schönen, schlanken, glatt rasierten Körpern beworben, und das macht etwas mit uns.

Diese Bilder, die uns tagtäglich in der Werbung entgegengeschleudert werden, sind Frauen gegenüber meistens ziemlich entwürdigend. Mithilfe halb nackter Frauenkörper wird etwas beworben, das vor allem Männer kaufen sollen. Das ist sexistisch, diskriminierend und ziemlich unfair. Und es macht etwas mit unserem Selbstbewusstsein. Ist so ein Frauenkörper nur dazu da, um Bratwürste zu bewerben, und ausschließlich dann etwas wert, wenn er schlank, glatt und durchtrainiert ist? Natürlich nicht, aber es wird uns ununterbrochen erzählt. Gerade Frauenkörper werden in den Medien und der Werbung häufig behandelt wie Gegenstände oder ein Stück Fleisch. Und natürlich funktioniert auch in der Werbung nichts ohne Make-up und Photoshop. Bis so ein Bild auf der Plakatwand landet, wurde ziemlich viel kaschiert, zurechtgeschummelt und schöngezaubert. Auch in der Werbung entsprechen die dargestellten Frauen einem unerreichbaren Schönheitsideal. Das vergessen wir immer wieder, und es ist sehr verlockend, diesen ganzen bunten Bildern zu vertrauen.

Essen als Feind

Laut Studien fühlt sich jedes zweite Mädchen und jeder dritte Junge im Alter von elf bis 15 Jahren in Deutschland zu dick.[68] Schuld daran sind nicht nur die Bilderflut über Instagram und Shows wie Germany's Next Topmodel, sondern auch die Modeindustrie und ihre Kleidergrößen. Denn eine 42 ist nicht gleich eine 42. Modehäuser wie H&M oder Zara ändern ihre Größen immer wieder und verunsichern uns damit. Wieso trage ich heute eine 44, wenn ich gestern noch in eine 38 gepasst habe? Ganz einfach: weil Kleidergrößen nichts mit der Realität zu tun haben. Bei den meisten Modeketten ist die größte angebotene Größe eine 44, und auch da passen viele Leute schlicht und einfach nicht rein. Diesen Menschen wird so ein ziemlich beschissenes Gefühl gegeben und das Klamottenkaufen schwer gemacht.

Vermutlich hast auch du Kleidungsstücke in den unterschiedlichsten Größen zu Hause liegen, die alle gleich gut passen. Während ich diesen Text schreibe, trage ich einen Pulli in S, eine Hose in 38, einen BH in L, eine Unterhose in 44 und ein T-Shirt in XL. Kein Plan, was davon meine richtige Größe ist. Mit meinem Körper haben diese Zahlen nicht viel zu tun, und statt uns ganz praktisch bei der Suche nach passender Kleidung zu helfen, tun Kleidergrößen vor allem eins: Sie verwirren und sie deprimieren uns.

Werbung und Social Media, die Modeindustrie, Influencer*innen und Sendungen wie Germany's Next Topmodel füttern uns tagtäglich mit Bildern, die dafür sorgen, dass wir uns ungenügend fühlen. Daraus entstehen schlechte Gefühle und im Extremfall sogar Erkrankungen. Binge Eating, Magersucht und Bulimie sind ernsthafte Krankheiten, die professionell behandelt werden müssen. Doch eine Essstörung muss nicht in eine dieser drei Kategorien passen, sondern kann auch viel unscheinbarer daherkommen. Viele Menschen achten einfach sehr penibel auf das, was sie essen, zählen jede Kalorie, verzichten auf Kohlenhydrate und Fett oder sind ständig auf Diät. Eine gesunde, ausgewogene Ernährung ist wichtig, und es ist nichts dabei, darauf zu achten, was man zu sich nimmt. Aber: Essen sollte niemals dein Feind sein und dein Körper ist mehr als eine Zahl – du bist mehr als dein Body-Mass-Index, deine Kleidergröße, dein Umfang oder Gewicht. Jeder Körper ist anders, und nicht alles, was wir in der Werbung oder auf Instagram sehen, kann mit jedem Körper einfach so umgesetzt werden.

Essen wird von vielen Influencer*innen und Magazinen als Sünde bezeichnet, und wenn es auf den Sommer zugeht, reden alle von irgendeiner Bikinifigur. Ständig kommt irgendwer mit einer neuen Diät um die Ecke und will uns erzählen, dass wir endlich froh am Leben teilnehmen können, wenn wir nur ein paar Kilo abnehmen. Das nervt nicht nur, sondern kann auch sehr teuer und gefährlich werden – vor allem, wenn es um Diäten oder spezielle Ernährungspläne geht, die von manchen Influencer*innen beworben werden. Shakes, Pulver und Diätgetränke sind kein Ersatz für richtiges Essen. All das wird dich nicht glücklich machen und zieht dich im Zweifelsfall dauerhaft runter – gerade in der

Pubertät brauchst du Energie und einen funktionierenden Stoffwechsel zum Wachsen, Liebeskummer-Aushalten und Klausuren-Schreiben. Falls du das Gefühl haben solltest, eine Essstörung zu entwickeln, oder es bei Freund*innen beobachtest, behalt es gut im Auge, rede darüber, und wende dich im Notfall an eine*n Ärzt*in, Vertrauensperson oder Beratungsstelle aus dem Anhang.

Auch in vielen Shows im Fernsehen werden Menschen, die dem superschlanken, durchtrainierten Schönheitsideal nicht entsprechen, vorgeführt und abgewertet. Das wirkt nicht nur verletzend für Menschen, deren Körper im Fernsehen von Heidi Klum als ungenügend eingestuft werden, sondern auch für uns vor den Bildschirmen. Wir denken uns: »Wenn die Models im Fernsehen schon viel zu dick sind, was ist dann bloß mit mir?«

Solche Sendungen stören die eigene Körperwahrnehmung, kratzen am Selbstbewusstsein und vermitteln uns das Gefühl, alles werde besser, wenn wir nur dünn genug sind. Dünn sein wird dort wie ein Zaubertrank verkauft, der alles ein bisschen einfacher, die Laune besser und das Leben schöner macht. Doch solche Shows machen unsere Leben nicht besser, sondern verunsichern uns und machen im schlimmsten Fall sogar krank.[69]

Natürlich sind solche Sendungen, überzogene Schönheitsideale in der Werbung und auf Instagram nicht der einzige Auslöser für die Entstehung einer Essstörung, doch sie können daran beteiligt sein und das Gefühl verstärken, zu dick, ungenügend und nur dann etwas wert zu sein, wenn man noch ein bisschen abnimmt. Doch man ist niemals dünn genug. Sonst würden diese Shows nicht so gut funktionieren.

Lara hat zusammen mit einigen Schülerinnen und dem Verein Pinkstinks e. V. einen Song über die Sendung geschrieben – also eigentlich nicht über, sondern gegen sie. In »Not Heidis Girl« geht es darum, sich gegen Körperfeindlichkeit und Bodyshaming und für ein positiveres Körperbild einzusetzen. Doch auch außerhalb der Zusammenarbeit mit Pinkstinks hat sie als Schauspielerin mit unrealistischen Schönheitsidealen und Klischees zu kämpfen.

---

*»Früher habe ich immer die gleichen klischeehaften Rollen gespielt. Niedlich, schlank und süß waren so Attribute, die mir zugeschrieben wurden. Ich hab dann meistens so leicht dümmliche Rollen gehabt, musste die Haare immer offen und viel Rouge tragen, damit ich auch puppenhaft genug aussehe. Wenn ich dann mal eine Woche lang etwas mehr gegessen habe oder mal keine gute Haut hatte, wurde das direkt kommentiert. Anfangs hab ich das überhaupt nicht gecheckt. Ich hab mich zwar in diesen Rollen immer unwohl gefühlt, habe den Fehler dabei aber immer bei mir selbst gesucht. Wenn du in der Öffentlichkeit stehst, sagt eben auch jede*r was zu dir und deinem Aussehen. Als Schauspielerin ist man ständig unter Beobachtung, und der eigene Körper wird ständig bewertet und kommentiert. Ich konnte mir selbst irgendwie nur so ganz schwer eine Meinung dazu bilden und hab mich dann irgendwann ganz bewusst dafür entschieden, mein eigenes Verhalten zu hinterfragen.*

Angefangen, mir Gedanken über meinen Körper zu machen, habe ich, als mir jemand aus meiner Familie mit 13 oder 14 mal eine Kartoffel vom Teller genommen hat und meinte, ich sollte aufpassen, sonst würde ich ja noch dicker werden. Da hab ich angefangen, ein komisches Verhältnis zum Essen zu entwickeln, was Gott sei Dank nicht lange angehalten hat, weil ich lust- und energielos war und mir schnell schwarz vor Augen wurde, wenn ich nicht genug gegessen habe. Mit der ersten Beziehung dachte ich dann aber auch wieder, ich müsste besonders dünn sein, um schön zu sein, bis ich gemerkt habe, dass ich keinen Spaß habe, mich nicht wohlfühle und ganz weit weg von mir selber bin. Seitdem versuche ich, ein positiveres Körperbild zu haben, was natürlich auch nicht immer zu einhundert Prozent klappt. Aber wenn ich merke, dass es gerade nicht so gut ist, versuche ich, mich immer wieder selbst zu hinterfragen.

*Dann habe ich irgendwann angefangen, mit Pinkstinks zu arbeiten, und das hat so einiges ins Rollen gebracht. Wir hatten keine Lust mehr auf dieses einseitige Körperbild, das Depressionen und Essstörungen fördert. Wir sind an eine Schule gegangen, haben die Mädels gesucht und mit ihnen »Not Heidis Girl« produziert. Obwohl ich schon etwas älter bin, konnte ich mich in ihnen ziemlich gut wiedererkennen, und mir ist noch einmal bewusster geworden, dass es sehr wichtig ist, coole Vorbilder zu haben statt abwertende Kolleg*innen, die einen ständig kommentieren und runtermachen.«*

Lara-Maria Wichels
lebt in Hamburg und arbeitet als Schauspielerin.
Ihr findet sie auf YouTube als »Lu Likes«
und auf Instagram unter @laramariawichels.

Höher, schneller, weiter

Viele Leute haben das Gefühl, ständig etwas an sich verändern und verbessern zu müssen. Wenn du dünn bist, willst du zusätzlich durchtrainiert sein, wenn du durchtrainiert bist, möchtest du zusätzlich beweglich, wohlproportioniert und entspannt sein. Damit es nach außen hin auch schön gesund aussieht, werden viele Diäten mit Wörtern wie healthy und fit beworben. Noch vor einer Weile war das Schönheitsideal sehr dürr, heute heißt es »fit is the new skinny«. Und wenn der Ausdauersport vorbei, die Bauchmuskulatur knallhart und die Yogastunde beendet ist, gibt es immer noch mehr, an dem wir arbeiten können. Dank Fitness-Apps, Schrittzählern, Achtsamkeitstrainings und Meditations-Apps können wir unserem Körper immer noch mehr Gutes tun. Da ist es ziemlich schwer, runterzukommen und einfach mal gar nichts zu machen. Auch Fitness, Achtsamkeit, Yoga und Meditation sind nur so lange gesund, wie sie zur Entspannung beitragen und nicht noch mehr Druck aufbauen. Gönn dir einfach mal 'ne Pause.

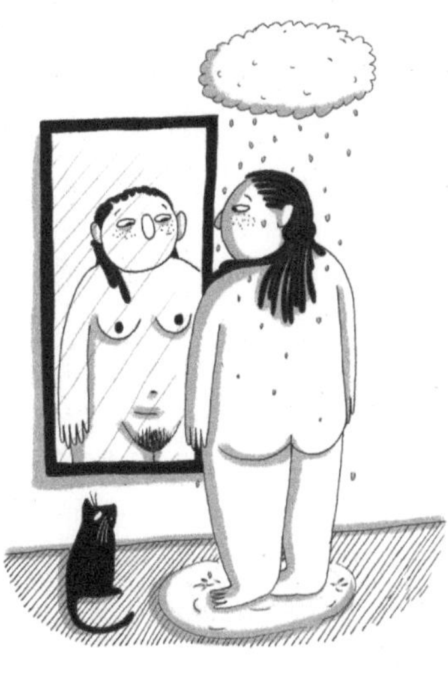

Denn wir brauchen Pausen. Und wir brauchen Nahrung. Ohne Kalorien keine Energie, ohne Kohlenhydrate kein Denken, ohne Fett keine Kraft. Essen hilft dem Körper dabei, am Leben zu bleiben und tolle Sachen zu unternehmen. Und davon könnten wir viel mehr machen, wenn wir nicht die ganze Zeit über Essen, Sport und Abnehmen nachdenken würden.

Also noch mal zum Mitschreiben: Dünn ist nicht gleich schön, jeder Körper ist ein Beachbody, Pausen sind wichtig, und Hungern ist langweilig. Lass dir von niemandem etwas anderes einreden. Hinter Diäten, Fitness-Apps und Fast Fashion steckt eine Industrie, die vor allem eins möchte: unser Geld. Und Menschen, die mit sich selbst unzufrieden sind, konsumieren eben mehr, um diese Unzufriedenheit auszugleichen. Spoiler: Das funktioniert nicht.

Mode, teure Klamotten und Konsumzwang

Viele Leute denken, sie müssten nur die richtigen Klamotten kaufen, um endlich richtig schön und glücklich zu sein. Das ist kein Wunder, denn genau das ist die Aufgabe der Werbung. Sie gibt uns immer wieder das Gefühl, nicht zu genügen, nicht trainiert, nicht dünn, nicht hübsch genug zu sein. Was da hilft? Klar, ein neues Shirt oder teure Schuhe. Du fühlst dich nicht wohl in deiner Haut? Neue Klamotten müssen her. Wir lernen, dass Kaufen, Shopping, neue Kleidung uns glücklicher macht. Einkaufen ist manchmal wie ein Rausch, beim Shopping werden Glücksgefühle freigesetzt, und das kann für ein kurzfristiges High sorgen und zu regelrechten Kaufräuschen führen.[70]

Leider hält dieses High nicht besonders lange an. Studien zeigen, dass Shopping sehr wohl glücklich machen kann, dieses Glück aber nur von sehr kurzer Dauer ist und viele Menschen sich nach dem Kaufrausch sogar schlechter fühlen als vorher.[71] Wer kennt nicht diese Leere, wenn man mal wieder viel zu viel Geld für Klamotten ausgegeben hat, die eigentlich kein Mensch braucht? Und allzu oft bleiben die Sachen, über die man sich eben noch so sehr gefreut hat, ewig ungetragen im Schrank hängen. Es ist ein Teufelskreis – eine nie endende Geschichte aus uns und unserem miesen Selbstwertgefühl, aus Werbung, die uns erzählt, wir seien nicht gut genug, und aus neuen, tollen Produkten, die uns schöner, besser und frischer machen sollen.

Und dann ist da noch die Sache mit den Markenklamotten. Oft werden Leute, die sich bestimmte Sachen nicht leisten können oder wollen, auf dem Schulhof ausgeschlossen oder gemobbt. Mode kann sehr viel Spaß machen und vielfältig sein, sollte aber keinen Druck ausüben und das komplette Konto leer räumen. Sie kann dabei helfen, die eigene Identität nach außen zu tragen, bringt aber nur kurzfristig Glück, wenn das Selbstbewusstsein sowieso im Keller ist. Ständiger Klamottenkonsum geht ins Geld, ist schlecht für die Umwelt und macht weder schön noch beliebt oder dauerhaft glücklich.

Body Positivity ist mehr als ein Instagram-Trend

Hair, hair, hair, hair, hair!

Viele Frauen haben das Gefühl, nur dann schön sein zu können, wenn sie haarfrei sind. Da wird rasiert, epiliert und gewaxt, was das Zeug hält. Auch wenn in der H&M-Werbung mal ein Achselhaar unter dem T-Shirt hervorguckt, ist der Druck, dass Frauen gefälligst haarfrei sein sollen, immer noch sehr groß. Menschen mit starker oder sehr dunkler Körperbehaarung passen nicht zu diesem Schönheitsideal, und die meisten Frauen wenden viel Zeit und Geld dafür auf, jedes noch so kleine Härchen schnellstmöglich zu entfernen. Einige rasieren sich die Armhaare, nehmen völlig überteuerte Enthaarungsservices in Anspruch oder greifen zu chemischen Mitteln, um die Haare loszuwerden. Das Lustige daran: Jede Frau hat Haare am Körper – unter den Achseln, im Intimbereich, auf den Armen, an den Beinen und im Gesicht. Weil alle sich rasieren und ständig an sich rumzupfen, sieht man diese Haare bloß nie.

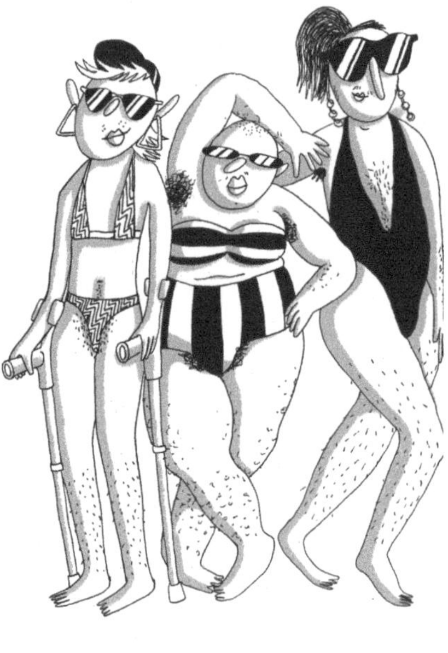

Sind Schönheitsideale Frauensache?

Die meisten dieser Ideale betreffen vor allem Frauen, doch sie schaden allen Menschen. Auch Jungs entwickeln immer öfter Essstörungen, gehen ins Fitnessstudio oder pumpen sich übertrieben auf. Ob männlich, weiblich, queer, nicht-binär oder trans – unseren Körpern wird eine enorme Wichtigkeit zugesprochen. Während Jungs und Männer durch unrealistische Darstellung von Frauenkörpern ein verzerrtes Bild davon bekommen, wie Frauen auszusehen haben, spielen Menschen, die sich weder als Mann noch als Frau identifizieren, in dieser Welt schlicht keine Rolle.

Egal, ob du cis männlich, cis weiblich, nicht-binär, inter oder trans bist, Schönheitsideale schaden unser aller Körperwahrnehmung und verzerren unseren Blick auf Körper – sowohl auf unsere eigenen wie auf die Körper der anderen. Es ist allerhöchste Zeit, diese Ideale zu zerstören. Gegen unerreichbare Schönheitsideale und für ein besseres Selbstwertgefühl kämpft die Body-Positivity-Bewegung. Dabei geht es um mehr als nur um die eine kleine Fettrolle am Bauch, die vielleicht im Freibad mal komisch angeguckt wird. Es gibt nämlich sehr viele Körper, die von der Mehrheitsgesellschaft mehr diskriminiert werden als weiße, cis-geschlechtliche und nicht behinderte Körper. Diese Körper sind queer, trans, schwarz und/oder behindert und haben in der Beauty-Welt absolut gar keine Platzreservierung. Auch dicke – ja richtig dicke – Körper fallen bei aller Positivität und Speckröllchen-Feierei in den sozialen Netzwerken meistens hinten rüber, und stark vernarbte, dellige oder von Hautkrankheiten betroffene Körper haben hier ebenfalls keinen Platz.

All dieser Körper nimmt sich die Body-Positivity-Bewegung an, deren Ziel es ist, dass alle Menschen lernen, den eigenen Körper zu akzeptieren und vielleicht sogar irgendwann zu lieben. Body Positivity ist aber nicht nur eine Feelgood-Bewegung, sondern hat auch eine politische Dimension. Schließlich ist es in einer Gesellschaft, die darauf ausgelegt ist, dass wir unsere Körper hassen, fast ein revolutionärer Akt, sich selbst so zu mögen, wie man ist.

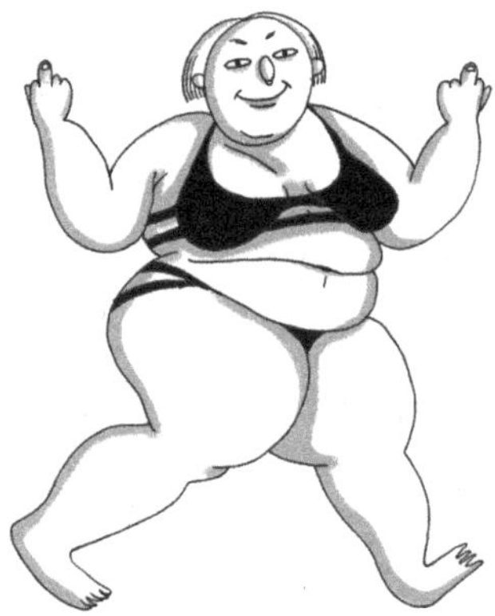

Marlon hat einen künstlichen Darmausgang, einen Broviac-Katheter und viele Narben am Körper. Für ihn heißt Body Positivity, sich so anzunehmen, wie man ist, und gleichzeitig auch zu akzeptieren, dass einem nicht alles an einem selbst gefallen kann.

»Body Positivity war für mich eigentlich immer irgendwie ein Teil von mir, mir hat nur lange das passende Wort für meine Denkweise gefehlt. Meine Eltern haben mich immer machen lassen und nie besonders viel Druck ausgeübt,

*oder so. Ich habe ein Stoma und viele Narben am Körper. Die waren für mich immer ganz normal und gehörten einfach zu meinem Körper dazu. Doch irgendwann begannen einige Ärzt*innen, mir Angst zu machen, dass ich mich selbst mit dem künstlichen Darmausgang und all den Narben irgendwann nicht mehr schön finden würde. Eine Ärztin meinte zum Beispiel, dass ich ja auch bedenken müsse, ob ich mich damit noch mögen würde, wenn ich älter bin und mal eine Beziehung haben möchte. Und eine Krankenschwester meinte sogar, sie wüsste ja nicht, wie SIE damit beim Sex umgehen würde.*

Heute finde ich diesen Kommentar sehr übergriffig, aber damals war ich noch jünger und wusste nicht, dass es menschengemachte Normen sind, um die es hier geht. Der Druck, den sich einige Menschen machen, hat ja eigentlich gar nichts mit ihnen selbst zu tun. Sie verinnerlichen Normen, um in eine Normgesellschaft zu passen, und bleiben nicht bei sich. Und auch ich war damals auf dem besten Weg, diesen Leuten zu glauben. Erst als ich angefangen habe, mich mit queer-feministischen Themen auseinanderzusetzen, hab ich verstanden, worum es hier eigentlich geht: Body Positivity und Selbstakzeptanz. Und das bedeutet für mich nicht, zwanghaft alles an sich toll zu finden, sondern zu akzeptieren, auch mal einen schlechten Tag zu haben. Und dabei geht es nicht nur um Körperformen und Gewicht, sondern auch um kranke, behinderte und trans Personen.«

Marlon ist Musiknerd, Schüler und Protagonist
im Format 100percentme. Ihr findet ihn bei YouTube
unter 100percentme.

Selfcare und so

Von der Schwierigkeit, sich selbst zu lieben

Wenn man sein Leben lang darauf getrimmt wurde, den eigenen Körper kritisch zu betrachten, abzuwerten und zu modifizieren, ist es gar nicht so leicht, ihn auf einmal so zu akzeptieren, wie er ist, und vielleicht sogar lieben zu lernen. Das ist ein bisschen so, als sollten wir auf einmal alle mit der rechten Hand schreiben, obwohl wir vorher Linkshänder*innen waren. Gestern hat dir die Werbung noch erzählt, wie beschissen du aussiehst, und heute sollst du deinen Körper plötzlich lieben? Wie ist das möglich?

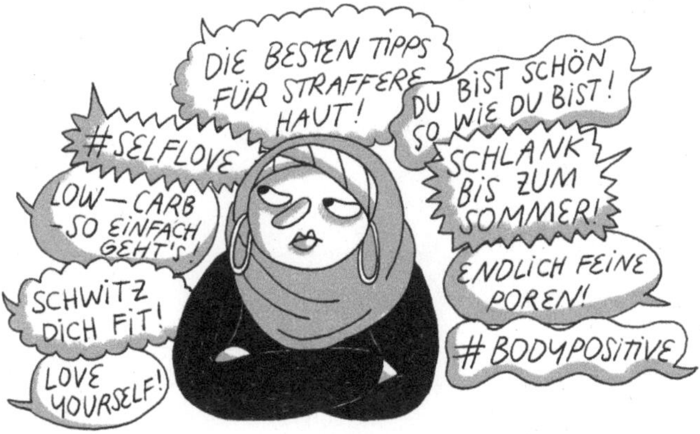
DIE BESTEN TIPPS FÜR STRAFFERE HAUT!
DU BIST SCHÖN SO WIE DU BIST!
#SELFLOVE
SCHLANK BIS ZUM SOMMER!
LOW-CARB -SO EINFACH GEHT'S!
ENDLICH FEINE POREN!
SCHWITZ DICH FIT!
#BODYPOSITIVE
LOVE YOURSELF!

Den eigenen Körper akzeptieren lernen ist eine sehr schwierige Aufgabe und braucht viel Zeit. Schließlich müssen wir alles, was wir über Schönheit und Körper gelernt haben, wieder verlernen. Und jede*r, die*der schon mal versucht hat, sich etwas abzugewöhnen, weiß, wie schwer das ist. Dieses ›Lieb dich so, wie du bist‹ kann Druck ausüben und sehr einschüchternd sein. Nicht alle Menschen haben Lust, körperbetonte Fotos von sich selbst ins Internet zu stellen, und es ist total okay, sich nicht von heute auf morgen umwerfend zu finden. Schließlich haben wir nie etwas anderes gelernt, und nicht allen Menschen fallen Akzeptanz und Selbstliebe gleich leicht. Psychische Krankheiten, Diskriminierungserfahrungen, Erziehung und der familiäre Background spielen hier ebenso eine Rolle wie Bildung, Ressourcen und der Zugang zu Medien.

Trotz #bodypositivity ist das Internet immer noch voll mit Abnehmtipps, die Magazine quellen über vor Diäten, und Germany's Next Topmodel wird wohl auch noch ein paar Jahre existieren. Wir leben nicht im Vakuum, und die körperfeindlichen Bilder, die uns unser Leben lang erzählt haben, wir seien zu dick, ungenügend und hässlich, sind immer noch überall um uns herum. Sei also nicht zu streng mit dir – weder, wenn es um deinen Körper, noch, wenn's darum geht, ihn so zu lieben, wie er ist.

Auch bei Hengameh, die du aus Kapitel 5 schon kennst, hat es eine Weile gedauert, den eigenen Körper zu akzeptieren.

»Ich hab mich sehr lange dafür geschämt, dick zu sein. Dick war immer eine Beleidigung und nie ein Kompliment

oder eine neutrale Beschreibung von dem, wie ich bin. Niemand will dick sein, und alle machen Diäten und Sport, um nicht dick zu werden, und ›dick‹ wird oft gleichgesetzt mit ›hässlich‹, ›faul‹ oder ›schmutzig‹.
Mit Body Positivity bin ich erst über Tumblr und dann über Instagram in Kontakt gekommen. Das hat meine Sehgewohnheiten ziemlich verändert. Ich hab dann gemerkt, dass ich nicht so oder so sein muss, um schön zu sein. Das ist auf jeden Fall etwas, was man lernen muss und kann. Dazu muss man aber auch vieles verlernen. Body Positivity ist superschwer, und man muss seinen Körper nicht immer lieben. Es ist auch manchmal schon eine Leistung, ihn nicht zu hassen, sondern mit ihm einfach okay zu sein.«

Bin ich genug?

Wer mit Schönheitsidealen, Heteronormativität und einem starren Geschlechtersystem aufwächst, wird automatisch von ihnen geprägt und beeinflusst, schlechte Gefühle und widersprüchliche Gedanken über den eigenen Körper sind eine ganz logische Konsequenz daraus. Über sämtliche Kanäle wird uns ständig das Gefühl vermittelt, nicht gut genug zu sein, und gleichzeitig fühlen wir uns durch Likes, Shares und Aufmerksamkeit bestätigt und geliebt. Bestätigung bekommen wir nicht nur über Freund*innen und Familie, sondern auch durch fremde Menschen im Internet – ununterbrochen und überall. Und das gibt uns ständig Anlass, uns mit anderen zu vergleichen. Dieses Vergleichen passiert nicht nur auf der oberflächlichen körperlichen, sondern häufig auch auf der Gefühlsebene. Wieso haben alle immer gute Laune und sind ständig auf Reisen, während ich hier mit einer Tüte Chips ungeduscht im Bett liege und meine Zeit auf Instagram verschwende? Gefühlt haben alle ein besseres Leben als man selbst. Das Witzige daran – das denken irgendwie alle.

Wir alle finden uns zwischendurch auch mal ein kleines (oder großes) bisschen scheiße und stehen nicht jeden Morgen mit der besten Laune unseres Lebens auf. Manchmal geht es einem einfach beschissen, man hat 'nen schlechten Tag, fühlt sich ungenügend, ungeliebt, hässlich und unnütz und will sich einfach nur verkriechen. Das kommt vor und ist kein Grund zur Sorge. Man kann (fast) alles absagen, und Nein sagen kann ziemlich guttun. Wenn du aber das Gefühl hast, gar nicht mehr aus dem Bett zu kommen, oder deinen Alltag dauerhaft nicht geregelt kriegst, wenn du unter Panikattacken, Angstzuständen oder dauerhafter Niedergeschlagenheit leidest, wenn du das Bedürfnis hast, dich selbst zu verletzen, oder Angst hast, eine Essstörung zu entwickeln, hab keine Hemmungen, einen Profi dazuzuholen. Hilfe findest du bei den Beratungsstellen im Anhang oder bei deiner*deinem Hausarzt*ärztin. Bei einer akuten seelischen Krise erreichst du unter 116117 den ärztlichen Notdienst. Da solltest du aber wirklich nur in Notfällen anrufen, ansonsten kannst du zum Beispiel bei der Telefonseelsorge nach Hilfe fragen, wenn du nicht mehr weiterweißt oder niemanden hast, der*dem du dich anvertrauen kannst. Eine Liste mit weiteren Nummern findest du im Anhang.

Wenn du das Gefühl hast, aus der Situation allein nicht herauszukommen, kann eine Psychotherapie helfen. Bist du älter als 14 Jahre, kannst du ohne Einwilligung deiner Eltern eine*n Kinder- und Jugendpsycholog*in aufsuchen, ab 18 kannst du jede*n Psychotherapeut*in in Anspruch nehmen – es gibt unterschiedliche Bestimmungen, je nachdem, ob du gesetzlich oder privat versichert bist.[72] Ruf am besten bei einer Praxis an, und bitte um ein Erstgespräch. Dieses dient dazu, die*den möglichen Therapeut*in kennenzulernen, und du kannst bis zu sechs dieser Gespräche wahrnehmen.[73] Manchmal reichen die schon aus, und wenn nicht, entscheidest du dich gemeinsam mit der*dem Therapeut*in für eine geeignete Therapie. So eine Therapie ist übrigens weder selten noch peinlich, sondern wird von immer mehr Menschen in Anspruch genommen und gehört genauso zur Gesundheitsvorsorge wie ein Besuch bei der*dem Gynäkolog*in oder beim der*dem Urolog*in.

Alles kompliziert. Und alles o. k.

Manchmal ist es gar nicht so einfach, sich die eigenen Gefühle einzugestehen und sie dann auch noch zu kommunizieren. Schon allein, dass man etwas fühlt, kann völlig überfordernd sein, und das dann auch noch den Leuten mitteilen, die einem wichtig sind? Puh. Schließlich sind nicht alle Gefühle positiv, und Emotionen machen nicht immer Spaß. Manchmal versteht man sie auch selbst einfach nicht. Gerade deshalb kann es guttun, sich mit den eigenen Gefühlen auseinanderzusetzen, auch die negativen Gefühle zuzulassen und mit Freund*innen zu teilen. Kopf und Körper haben in der Pubertät ziemlich viel zu tun. Die Welt kann rau, Gefühle verwirrend, Liebeskummer schrecklich, die Schule anstrengend und Mitschüler*innen fies sein. Kein Wunder, wenn einem da mal die Puste ausgeht. Das Gute? Die meisten Leute kennen das und können diese Gefühle verstehen.

Die Pubertät ist ein ziemlicher Abfuck und alles andere als easy. Sie ist kompliziert, und sie kann wehtun und ein richtig fieses Arschloch sein. Aber sie ist auch ziemlich aufregend und lustig und verrückt. Und irgendwann ist sie vorbei. Also pass gut auf dich auf, enjoy the ride, und denk immer daran: Alle fühlen sich komisch. Alles ist okay.

ANHANG

Link- und Lesetipps
Beratung LGBTIQA+

Antigewalt- und Antidiskriminierungsbereich der Berliner Lesbenberatung
    www.lesmigras.de

Anyway e. V.
    www.anyway-koeln.de

Berliner Lesbenberatung
    www.lesbenberatung-berlin.de

Berliner Schwulenberatung
    http://www.schwulenberatungberlin.de

Bisexuelles Netzwerk e. V.
    www.bine.net

Bundesverband trans
    www.bundesverband-trans.de

Deutsche Gesellschaft für Transidentität und Intersexualität e. V.
    www.dgti.org

Du bist du (Schweiz)
www.du-bist-du.ch

Enough is enough – Initiative zur Unterstützung der weltweiten LGBTIQA+-Community
www.enough-is-enough.eu

Genderdings
www.genderdings.de

Homosexuelle Initiative Wien (Österreich)
www.hosiwien.at

IN&Out – die Peer-to-Peer-Beratung zum Coming-out
www.comingout.de

LAMBDA Bundesverband
www.lambda-online.de

Lesben- und Schwulenverband
www.lsvd.de

Lesben, Schwule, Bisexuelle und Transgender mit Behinderung
www.richtigamrand.de

Mein Geschlecht – das Portal für inter*, trans*, genderqueere Jugendliche
www.meingeschlecht.de

Rainbow Refugees

www.rainbow-refugees.de

Queere Jugendhilfe Berlin
www.queere-jugend-hilfe.de

Queere Bildung
www.queere-bildung.de

TransInterQueer e. V.
www.transinterqueer.org/

Transmann e. V.
www.transmann.de

Projekt für Empowerment und gegen Diskriminierung von jungen trans Personen
www.transjaund.de

Beratung bei Mobbing

Fairplayer
www.fairplayer.de

Hilfetelefon Gewalt gegen Frauen
0800 0116016

Klicksafe – die EU-Initiative für mehr Sicherheit im Netz
www.klicksafe.de

Mobbing-Beratungstelefon Freiburg
0761 29280099

Onlineberatung von Jugendlichen für Jugendliche
www.juuuport.de

Schüler*innen gegen Mobbing
www.schueler-gegen-mobbing.de

Hilfe bei Essstörungen

ANAD e. V.
www.anad.de

Bundesfachverband Essstörungen e. V.
www.bundesfachverbandessstoerungen.de

Bundeszentrale für gesundheitliche Aufklärung
www.bzga-essstoerungen.de

Info-Telefon der Bundeszentrale für gesundheitliche Aufklärung
0221 892031

Allgemeine Beratung

BKE Jugendberatung
www.jugend.bke-beratung.de

Bundeszentrale für gesundheitliche Aufklärung
www.bzga.de

Deutschlandweite Beratungsangebote der Diakonie
www.hilfe.diakonie.de

Telefonseelsorge
www.telefonseelsorge.de

Krisenberatung/psychologische Beratung

Arbeitskreis Leben Krisenberatung
www.akl-krisenberatung.de

Frauenkrisentelefon
www.frauenkrisentelefon.de
030 6154243

Jüdisches Vertrauenstelefon Köln
0221 261850

Jugendnotmail
www.jugendnotmail.de

Muslimisches SeelsorgeTelefon (MuTes)
www.mutes.de

Neuhland Beratung
www.beratungsstelle.neuhland.net
030 8730111

Nummer gegen Kummer
https://www.nummergegenkummer.de

Youth-Life-Line
www.youth-life-line.de

Liebe, Sex, Schwangerschaft

Bundeszentrale für gesundheitliche Aufklärung
www.bzga.de

Deutsche Aidshilfe
www.aidshilfe.de

Familienplanung.de
www.familienplanung.de

Frauenärzte im Netz
www.frauenaerzte-im-netz.de

Liebesleben
www.liebesleben.de

Loveline
www.loveline.de

Pro Familia
www.profamilia.de

Schwanger unter 20
www.schwanger-unter-20.de

sextra – die Onlineberatung der Pro Familia
www.profamilia.sextra.de

Sucht & Drogen

Anonyme Alkoholiker
www.anonyme-alkoholiker.de

Automatisch verloren
www.automatisch-verloren.de

Drogenberatung des DRK
www.drk.de/hilfe-in-deutschland/gesundheit-und-praevention/suchtberatung

Drugcom
www.drugcom.de

Drugscouts
www.drugscouts.de

Initiative gegen Glücksspielsucht
www.verspiel-nicht-dein-leben.de

Keine Macht den Drogen
www.kmdd.de

Narcotics Anonymous
www.narcotics-anonymous.de

Null Alkohol Voll Power
www.null-alkohol-voll-power.de

Sorgentelefon für Angehörige von Menschen mit Suchtproblemen
06062 60767

Rassismus/Antisemitismus/Diskriminierung

Antidiskriminierungsverband Deutschland
www.antidiskriminierung.org

Anti-Rassismus Informations-Centrum NRW
www.aric-nrw.de

Büro zur Umsetzung von Gleichbehandlung e. V.
www.bug-ev.org

Each One Teach One
www.eoto-archiv.de

Initiative Schwarze Menschen in Deutschland Bund e. V.
www.isdonline.de

Netzwerk gegen Diskriminierung und Islamfeindlichkeit
www.inssan.de/projekte/netzwerk-gegen-diskriminierung-und-islamfeindlichkeit

ReachOut Opferberatung
www.reachoutberlin.de

Verband der Beratungsstellen für Betroffene rechter, rassistischer und antisemitischer Gewalt
www.verband-brg.de

BÜCHER

Brochmann, Nina, und Ellen Støkken Dahl: Viva la Vagina! Alles über das weibliche Geschlecht. S. Fischer 2018.

Dawson, Juno: How to Be Gay. Alles über Coming-Out, Sex, Gender und Liebe. Fischer Taschenbuch 2015.

Eismann, Sonja: Ene, mene, Missy! Die Superkräfte des Feminismus. Fischer Taschenbuch 2017.

Favilli, Elena und Francesca Cavallo: Good Night Stories for Rebel Girls. 100 außergewöhnliche Frauen. Carl Hanser Verlag 2017.

Henning, Ann-Marlene, und Tina Bremer-Olszewski: Make Love. Ein Aufklärungsbuch. Goldmann Verlag 2017.

Korbik, Julia: How to be a girl. Stark, frei und ganz du selbst. Gabriel Verlag 2018.

Korbik, Julia: Stand Up. Feminismus für Anfänger und Fortgeschrittene. Rogner & Bernhard 2014.

Strömquist, Liv: Der Ursprung der Welt. avant-verlag 2017.

Strömquist, Liv: Der Ursprung der Liebe. avant-verlag 2018.

Witton, Hannah: Untendrumherumreden. Alles über Liebe und Sex. Carlsen Verlag 2019.

Quellenverzeichnis

Ainsworth, Claire: Sex redefined. In: Nature 518, S. 288–291. Unter: https://www.nature.com/news/sex-redefined-1.16943 (Stand: 19. 10. 2019).

Asex Wiki: Asexualität. Unter: http://asexuality.altervista.org/wiki/de/Asexualit %C3 %A4 t (Stand: 19. 10. 2019).

AVENwiki: Demisexual. Unter: http://wiki.asexuality.org/Demisexual?title=Demisexual (Stand:19. 10. 2019).

Becker, Julia: Subtile Erscheinungsformen von Sexismus. In: Bundeszentrale für politische Bildung (Hg.): APUZ 8/2014 Sexismus. Unter: https://www.bpb.de/apuz/178674/subtile- erscheinungsformen-von-sexismus (Stand: 19. 10. 2019).

Bennholdt-Thomsen, Veronika: Muxe: das dritte Geschlecht. In: Goethe-Institut (Hg.): Humboldt. Eine Publikation des Goethe Instituts. Unter: http://www.goethe.de/wis/bib/prj/hmb/the/149/de3701345.htm (Stand: 19. 10. 2019).

Billig, Susanne, und Petra Geist: Neun Monate (3/9): Sexualität – wir alle sind Zwitter. Unter: https://www1.wdr.de/wissen/mensch/geschlecht100.html (Stand: 19. 10. 19).

Brochmann, Nina, und Ellen Støkken Dahl: Viva la Vagina! Alles über das weibliche Geschlecht. S. Fischer 2018. S. 32 f.

Bundesfachverband Essstörungen: Die Sendung Germany's Next Topmodel kann Essstörungen verstärken. Unter: https://www.bundesfachverbandessstoerungen.de/PM_Essstoerung_und_GNTM_2015_end.pdf (Stand: 19. 10. 2019).

Bundesministerium für Familie, Senioren, Frauen und Jugend: Schwangerschaftsabbruch nach § 218 Strafgesetzbuch.

Unter: https://www.bmfsfj.de/bmfsfj/themen/familie/schwangerschaft-und-kinderwunsch/schwangerschaftsabbruch/schwangerschaftsabbruch-nach--218-strafgesetzbuch/81020 (Stand: 19. 10. 2019).

Bundesministerium für Familie, Senioren, Frauen und Jugend: »Situation von trans- und intersexuellen Menschen im Fokus«. Sachstandsinformationen des BMFSFJ. Begleitmaterial zur Interministeriellen Arbeitsgruppe Inter- & Transsexualität – Band 5. Berlin. S. 8 f. Unter: https://www.bmfsfj.de/blob/112092/f199e9c4b77f89d0a5aa825228384e08/imag-band-5-situation-von-trans-und-intersexuellen-menschen-data.pdf (Stand: 19. 10. 2019).

Döveling, Katrin: Social Media und das mediatisierte Gefühl, nicht (schön) genug zu sein. Unter: https://www.derstandard.at/story/2000064263799/social-media-und-das-mediatisierte-gefuehl-nicht-schoen-genug-zu (Stand: 19. 10. 2019).

Duvinage, Belinda: »Männer haben mehr Ausdrucksmöglichkeiten«. Unter: https://www.wuv.de/medien/maenner_haben_mehr_ausdrucksmoeglichkeiten (Stand: 19. 10. 2019).

familienplanung.de: Der Beratungsschein. Unter: https://www.familienplanung.de/beratung/schwangerschaftsabbruch/der- beratungsschein/(Stand: 19. 10. 2019).

familienplanung.de: Der operative (instrumentelle) Schwangerschaftsabbruch. Unter: https://www.familienplanung.de/beratung/schwangerschaftsabbruch/der-operative-abbruch/(Stand: 19. 10. 2019).

familienplanung.de: Die Kosten eines Schwangerschaftsabbruchs. Unter: https://www.familienplanung.de/beratung/schwangerschaftsabbruch/kosten-schwangerschaftsabbruch/(Stand: 19. 10. 2019).

familienplanmung.de: Die »Pille danach«. Unter: https://www.familienplanung.de/verhuetung/verhuetungspannen/pille-danach/(Stand: 19. 10. 2019).

familienplanung.de: Die »Spirale danach«. Unter: https://www.familienplanung.de/verhuetung/verhuetungspannen/spirale-danach/(Stand: 19. 10. 2019).

familienplanung.de: Schwangerschaftsabbruch: Rechtslage, Indikationen und Fristen. Unter: https://www.familienplanung.de/beratung/schwangerschaftsabbruch/rechtslage-und-indikationen/(Stand: 19. 10. 2019).

familienplanung.de: Ungeplant schwanger: Beratung hilft. Unter: https://www.familienplanung.de/beratung/ungeplant- schwanger/beratung-hilft/(Stand: 19. 10. 2019).

Franz, Sophie: KURZES GLÜCK – HOHER PREIS. Unter: https://www.greenpeace.de/themen/endlager-umwelt/textilindustrie/kurzes- glueck-hoher-preis (Stand: 19. 10. 2019).

Frauenärzte im Netz: Äußere Genitalien der Frau. Unter: https://www.frauenaerzte-im-netz.de/koerper-sexualitaet/weibliche-geschlechtsorgane/aeussere-genitalien/ (Stand 19. 10. 2019).

Frauenärzte im Netz: Bakterielle Besiedlung und pH-Wert der Vagina. Unter: https://www.frauenaerzte-im-netz.de/erkrankungen/bakterielle-vaginose/bakterielle-besiedelung-und-ph-wert-der-vagina/#c274 (Stand: 19. 10. 2019).

Frauenärzte im Netz: Gynäkologische Abstriche/Abstrich-Untersuchungen. Unter: https://www.frauenaerzte-im-netz.de/diagnostik/gynaekologische-abstriche-abstrich-untersuchungen/(Stand: 19. 10. 2019).

Frauenärzte im Netz: Prämenstruelles Syndrom (PMS) und prämenstruelle dysphorische Störung (PMDS). Unter:

https://www.frauenaerzte-im-netz.de/erkrankungen/praemenstruelles- syndrom-pms/(Stand: 19. 10. 2019).

Frauenärzte im Netz: Weiblicher Zyklus. Wann sind die fruchtbaren Tage? Unter: https://www.frauenaerzte-im-netz.de/familienplanung-verhuetung/natuerliche-familienplanung/weiblicher-zyklus-wann-sind-die-fruchtbaren-tage/(Stand: 19. 10. 2019).

Genderdings: 3 wichtige Punkte zum Thema Konsens. Unter: https://genderdings.de/sexualitaet-und-liebe/einvernehmlicher-sex-konsens/(Stand: 19. 10. 2019).

Genderdings: 4 wichtige Punkte zum Thema Geschlechterrollen. Unter: https://genderdings.de/gender/geschlechterrollen/(Stand: 19. 10. 2019).

Genderdings: 5 wichtige Punkte zum Thema Geschlechtsidentität. Unter: https://genderdings.de/gender/geschlechtsidentitaet/(Stand: 19. 10. 2019).

GenderKompetenzZentrum: Geschlechterstereotype. Unter: http://www.genderkompetenz.info/genderkompetenz-2003-2010/gender/Stereotype/geschlechterstereotype.html (Stand: 19. 10. 2019).

Gender Med-Wiki: Das biologische Geschlecht (»Sex«). Unter: https://gendermedwiki.uni-muenster.de/mediawiki/index.php? title = Das_biologische_Geschlecht_(%E2 %80 %9ESex %E2 %80 %9C) (Stand: 19. 10. 2019).

gesundheitsinformation.de: Hormonelle Verhütungsmittel. Unter: https://www.gesundheitsinformation.de/hormonelle- verhuetungsmittel.2327.de.html?part = hormone-j6 (Stand: 19. 10. 2019).

gesundheitsinformation.de: Verhütung. Unter: https://www.gesundheitsinformation.de/verhuetung.2327.de.html#weitere (Stand: 19. 10. 2019).

Götz, Maya, und Caroline Mendel: Der Gedanke, »zu dick zu sein«, und Germany's Next Topmodel. Eine repräsentative Studie mit 6- bis 19-Jährigen. Unter: https://www.br-online.de/jugend/izi/deutsch/publikation/televizion/28_2015-1/Goetz_Mendel-Der_Gedanke_zu_dick_zu_sein.pdf (Stand: 19. 10. 2019).

IVIM/OII Deutschland: Kosmetische Operationen an Genitalien intergeschlechtlicher Kinder noch immer traurige Realität. Unter: https://oiigermany.org/kosmetische-operationen- an-genitalien-intergeschlechtlicher-kinder/ (Stand: 19. 10. 2019).

Hansen, Sven: Transgender gesetzlich anerkannt. Unter: https://taz.de/Drittes-Geschlecht-in-Indien/!5044201/ (Stand: 19. 10. 2019).

Harter, Miriam: »Dieses Gesetz ist eine absolute Minimallösung«. Unter: https://www.br.de/puls/themen/leben/drittes-geschlecht-divers-kritik-102.html (Stand: 19. 10. 2019).

Klicksafe: Cyber-Mobbing. Was sagt das Gesetz? Unter: https://www.klicksafe.de/themen/kommunizieren/cyber-mobbing/was-sagt-das-gesetz/ (Stand: 19.10.2019).

Klicksafe: Tipps für Jugendliche, Eltern und Pädagogen zum Thema Sexting. Unter: https://www.klicksafe.de/themen/problematische-inhalte/sexting/tipps-fuer-jugendliche-eltern-und-paedagogen/ (Stand: 19. 10. 2019).

Korbik, Julia: Stand Up. Feminismus für Anfänger und Fortgeschrittene. Rogner & Bernhard 2015. S. 403.

Kühne, Anja: Ohne Einwilligung operiert. Unter: https://www.tagesspiegel.de/gesellschaft/queerspiegel/intersexualitaet-ohne-einwilligung-operiert/23946560.html (Stand: 19. 10. 2019).

La Gata, Carla, und Carsten Balzer: Kulturelle Alternativen

zur Zweigeschlechterordnung – Vielfalt statt Universalismus. In: Bundeszentrale für politische Bildung (Hg.): Dossier Geschlechtliche Vielfalt – trans*. Unter: http://www.bpb.de/gesellschaft/gender/geschlechtliche-vielfalt-trans/245271/kulturelle-alternativen-zur-zweigeschlechterordnung?p=all (Stand: 19. 10. 2019).

Love-Sex-Safe.de: Gibt es einen »Frauenarzt« für Männer? Unter: http://www.love-sex-safe.de/index.php/praevention/hetero-jungs/meine-fragen/330-gibt-es-auch-einen-frauenarzt-fuer-maenner.html (Stand: 19. 10. 2019).

Lüüs, Sven: Shoppen oder sparen? Unter: https://www.sueddeutsche.de/wirtschaft/sparen-kaufen-glueck-1.4248279 (Stand: 19. 10. 2019).

MDR THÜRINGEN: So bekommen Sie eine Psychotherapie. Unter: https://www.mdr.de/thueringen/faq-zur-psychotherapie-100.html (Stand: 19. 10. 2019).

Perez, Ashley: This Woman Had Her Face Photoshopped In Over 25 Countries To Examine Global Beauty Standards. Unter: https://www.buzzfeed.com/ashleyperez/global-beauty-standards (Stand: 19. 10. 2019).

Pornhub.com: 2018 Year in Review. Unter: https://www.pornhub.com/insights/2018-year-in-review#gender (Stand: 19. 10. 2019).

Pro Familia: Verhütung. Unter: https://www.profamilia.de/themen/verhuetung (Stand: 19. 10. 2019).

Pro Familia: Pearl-Index. Unter: https://www.profamilia.de/themen/verhuetung/pearl-index.html (Stand: 19. 10. 2019).

Queer Lexikon: Trans und nichtbinär. Unter: https://queer-lexikon.net/trans/(Stand: 19. 10. 2019).

Reisin, Andrej: Wie hoch ist der Gender Pay Gap wirklich?

Unter: https://www.tagesschau.de/faktenfinder/inland/genderpaygap-103.html (Stand: 19. 10. 2019).

Schmidt, Jörg: Was du als KiJu über die neue Psychotherapie-Richtlinie wissen solltest. Unter: https://psylife.de/magazin/psychotherapie/kiju-psychotherapie-richtlinie (Stand: 19. 10. 2019).

Schumann, Florian: Wie Mann sich sauber hält. Unter: https://www.rbb-online.de/rbbpraxis/rbb_praxis_service/maennergesundheit/wie-mann-sich-sauber-haelt.html (Stand: 19. 10. 2019).

Statista: Wie würden Sie Ihre sexuelle Orientierung beschreiben? Unter: https://de.statista.com/statistik/daten/studie/479510/umfrage/umfrage-in-deutschland-zur-eigenen-sexuellen-orientierung/(Stand: 18. 01. 2020).

Thiele, Anja: Sexismus. In: Gender Glossar. Unter: https://gender-glossar.de/glossar/item/13-sexismus (Stand: 19. 10. 2019).

Tischer, Anja: Geschlecht: dazwischen. Unter: https://www.zeit.de/gesellschaft/2014-10/intersexualitaet-geschlecht- mann-frau (Stand: 19. 10. 2019).

Verein Lilli: Die Hoden. Unter: https://www.lilli.ch/hoden/ (Stand 19. 10. 2019).

Verein Lilli: Erektion, Samenerguss, Sperma, Spermien. Unter: https://www.lilli.ch/erektion_ejakulation_samenerguss_sperma_spermien (Stand: 20. 10. 2019).

Verein Lilli: Die Refraktärphase: Wann kann der Penis wieder steif werden? Unter: https://www.lilli.ch/refraktaerphase/(Stand: 19. 10. 2019).

Verein Lilli: G-Zone (G-Punkt), weibliche Ejakulation und Squirten. Unter: https://www.lilli.ch/g_zone_g_punkt_graefenberg_weibliche_ejakulation (Stand: 19. 10. 2019).

Windmüller, Gunda, und Mithu M. Sanyal: Weg mit der Scham: »Vulvalippen« in den Duden! Unter: https://www.change.org/p/weg-mit-der-scham-vulvalippen-in-den-duden (Stand: 18. 01. 2020)

Zitzmann, Michael: Testosteron. Regulation und Substitution. Deutsche Gesellschaft für Endokrinologie 2013. S. 3 Unter:https://www.endokrinologie.net/broschueren.php?-file=files/download/broschueren/13 … (Stand 19. 10. 2019).

Danke

Mein größter Dank gilt Clara Biller. Du hast dieses Buch mit so viel Feingefühl, Empathie und Humor illustriert, wie ich es mir in meinen kühnsten Träumen nicht hätte vorstellen können. Ohne dich wäre dieses Buch nicht, was es ist. Danken möchte ich außerdem Karina Elm und Hannah Fietz für den Vertrauensvorschuss und die Möglichkeit, dieses Buch zu machen. Insbesondere du, Hannah, hast mit deiner Ruhe, deiner Offen- und Lockerheit dazu beigetragen, dass dieses Buch tatsächlich ein echtes Buch wird. Danke für deinen langen Atem. Mein Dank gilt darüber hinaus Aylin Salzmann fürs Redigat, Paulin Ritschel, Valerie-Siba Rousparast und Iliane Kiefer fürs Feedback, Libken e. V. für die Ruhe, Mara Kemlein fürs Ablenken, Philipp Juranek fürs Fragen-Beantworten, dem Auf-Klo-Team für Auf Klo, den Softies für Softie und allen, die mir ihre Geschichten erzählt haben. Danke an Roman, Marlon, Ari, Maria Popov, Hengameh Yaghoobifarah, Lisa Sophie Laurent, Mai Thi Nguyen-Kim, Audrey Aegerter, Caspar Schumacher, Kostas Kind, Maja Bogojević und Lara-Maria Wichels. Danke an Pro Familia, Frauenärzte im Netz, Genderdings und alle, die Aufklärungsarbeit leisten und sich dafür einsetzen, dass junge Menschen sich nicht so komisch fühlen. Die in Beratungsstellen, queeren Netzwerken und Arztpraxen für die Gesundheit und die Rechte von Menschen kämpfen, die aus der Cis-Hetero-Norm herausfallen. Und natürlich: Danke, Mama. Für alles!

Anmerkungen

1 Vgl. Zitzmann, Michael: Testosteron. Regulation und Substitution. Deutsche Gesellschaft für Endokrinologie 2013. S. 3 Unter: https://www.endokrinologie.net/broschueren.php?file=files/download/broschueren/13 … (Stand 19. 10. 2019).

2 Windmüller, Gunda, und Mithu M. Sanyal: Weg mit der Scham: »Vulvalippen« in den Duden! Unter: https://www.change.org/p/weg-mit-der-scham-vulvalippen-in-den-duden (Stand: 18. 01. 2020)

3 Vgl. Klicksafe: Cyber-Mobbing. Was sagt das Gesetz? Unter: https://www.klicksafe.de/themen/kommunizieren/cyber-mobbing/was-sagt-das-gesetz/(Stand:19.10.2019)

4 Vgl. Frauenärzte im Netz: Äußere Genitalien der Frau. Unter: https://www.frauenaerzte-im-netz.de/koerper-sexualitaet/weibliche-geschlechtsorgane/aeussere-genitalien/(Stand 19. 10. 2019).

5 Vgl. ebd.

6 Brochmann, Nina, und Ellen Stocken Dahl: Viva la Vagina! Alles über das weibliche Geschlecht. S. Fischer 2018. S. 32 f.

7 Billig, Susanne, und Petra Geist: Neun Monate (3/9): Sexualität – wir alle sind Zwitter. Unter: https://www1.wdr.de/wissen/mensch/geschlecht100.html (Stand: 19. 10. 19).

8 Verein Lilli: Die Hoden. Unter: https://www.lilli.ch/hoden/ (Stand 19. 10. 2019).

9 Vgl. Verein Lilli: Erektion, Samenerguss, Sperma, Spermien. Unter: https://www.lilli.ch/erektion_ejakulation_samenerguss_sperma_spermien (Stand: 20. 10. 2019)

10 Vgl. Verein Lilli: Die Refraktärphase: Wann kann der Penis wieder steif werden? Unter: https://www.lilli.ch/refraktaer-phase/(Stand: 19. 10. 2019).

11 Vgl. Verein Lilli: G-Zone (G-Punkt), weibliche Ejakulation und Squirten. Unter: https://www.lilli.ch/g_zone_g_punkt_graefenberg_weibliche_ejakulation (Stand: 19. 10. 2019).

12 Vgl. Klicksafe: Tipps für Jugendliche, Eltern und Pädagogen zum Thema Sexting. Unter: https://www.klicksafe.de/themen/problematische-inhalte/sexting/tipps-fuer-jugendliche-eltern-und-paedagogen/(Stand: 19. 10. 2019).

13 Vgl. Genderdings: 3 wichtige Punkte zum Thema Konsens. Unter: https://genderdings.de/sexualitaet-und-liebe/einvernehmlicher-sex-konsens/(Stand: 19. 10. 2019).

14 Vgl. Pornhub.com: 2018 Year in Review. Unter: https://www.pornhub.com/insights/2018-year-in-review#gender (Stand: 19. 10. 2019).

15 Vgl. Asex Wiki: Asexualität. Unter: http://asexuality.altervista.org/wiki/de/Asexualit%C3%A4t (Stand: 19. 10. 2019).

16 Vgl. AVENwiki: Demisexual. Unter: http://wiki.asexuality.org/Demisexual?title=Demisexual (Stand:19. 10. 2019).

17 Vgl. Statist: Wie würden Sie Ihre sexuelle Orientierung beschreiben? Unter: https://de.statista.com/statistik/daten/studie/479510/umfrage/umfrage-in-deutschland-zur-eigenen-sexuellen-orientierung/(Stand: 18. 01. 2020).

18 Vgl. Frauenärzte im Netz: Gynäkologische Abstriche/Abstrich-Untersuchungen. Unter: https://www.frauenaerzte-im-netz.de/diagnostik/gynaekologische-abstriche-abstrich-untersuchungen/(Stand: 19. 10. 2019).

19 Vgl. Love-Sex-Safe.de: Gibt es einen »Frauenarzt« für Männer? Unter: http://www.love-sex-safe.de/index.php/praevention/hetero-jungs/meine-fragen/330-gibt-es-auch-einen-frauenarzt-fuer-maenner.html (Stand: 19. 10. 2019).

20 Vgl. Frauenärzte im Netz: Weiblicher Zyklus. Wann sind die fruchtbaren Tage? Unter: https://www.frauenaerzte-im-netz.de/familienplanung-verhuetung/natuerliche-familienplanung/weiblicher-zyklus-wann-sind-die-fruchtbaren-tage/ (Stand:19.10.2019).

21 Vgl. Frauenärzte im Netz: Prämenstruelles Syndrom (PMS) und prämenstruelle dysphorische Störung (PMDS). Unter: https://www.frauenaerzte-im-netz.de/erkrankungen/praemenstruelles-syndrom-pms/(Stand: 19. 10. 2019).

22 Vgl. liebesleben.de: HIV-ein Überblick. Unter: https://www.liebesleben.de/fuer-alle/hiv-aids/hiv-aids-was-ist-das/ (zuletzt aufgerufen am 12. 02. 2020)

23 Vgl. Aidshilfe.de: HIV/Aids. Unter: https://www.aidshilfe.de/hiv-aids (zuletzt aufgerufen am 12. 02. 2020)

24 Vgl. Frauenärzte im Netz: Bakterielle Besiedlung und pH-Wert der Vagina. Unter: https://www.frauenaerzte-im-netz.de/erkrankungen/bakterielle-vaginose/bakterielle-besiedelung-und-ph-wert-der-vagina/#c274 (Stand: 19. 10. 2019).

25 Vgl. Schumann, Florian: Wie Mann sich sauber hält. Unter: https://www.rbb-online.de/rbbpraxis/rbb_praxis_service/maennergesundheit/wie-mann-sich-sauber-haelt.html (Stand: 19. 10. 2019).

26 Pro Familia: Verhütung. Unter: https://www.profamilia.de/themen/verhuetung (Stand: 19. 10. 2019).

27 Vgl. gesundheitsinformation.de: Hormonelle Verhütungsmittel. Unter: https://www.gesundheitsinformation.de/hormonelle-verhuetungsmittel.2327.de.html?part=hormone-j6 (Stand: 19. 10. 2019).

28 Vgl. ebd.

29 Vgl. ebd.

30 Vgl. ebd.

31 Vgl. gesundheitsinformation.de: Verhütung. Unter: https://

www.gesundheitsinformation.de/verhuetung.2327.de.html#-weitere (Stand: 19. 10. 2019).

32 Vgl. ebd.

33 Vgl. Pro Familia: Pearl-Index. Unter: https://www.profamilia.de/themen/verhuetung/pearl-index.html (Stand:19. 10. 2019).

34 Die folgenden Beschreibungen basieren auf den Informationen von Pro Familia. Vgl. https://www.profamilia.de/themen/verhuetung

35 https://www.gesundheitsinformation.de/verhuetung.2327.de.html#weitere

36 Vgl. familienplanmung.de: Die »Pille danach«. Unter: https://www.familienplanung.de/verhuetung/verhuetungspannen/pille-danach/(Stand: 19. 10. 2019).

37 Vgl. ebd.

38 Vgl. ebd.

39 Vgl. ebd.

40 Vgl. ebd.

41 Vgl. familienplanung.de: Die »Spirale danach«. Unter: https://www.familienplanung.de/verhuetung/verhuetungs-pannen/spirale-danach/(Stand: 19. 10. 2019).

42 Vgl. familienplanung.de: Die »Spirale danach«. Unter: https://www.familienplanung.de/verhuetung/verhuetungs-pannen/spirale-danach/(Stand: 19. 10. 2019).

43 Vgl. ebd.

44 Vgl. familienplanung.de: Ungeplant schwanger: Beratung hilft. Unter: https://www.familienplanung.de/beratung/unge-plant-schwanger/beratung-hilft/(Stand: 19. 10. 2019).

45 Vgl. ebd.

46 Vgl. familienplanung.de: Der Schwangerschaftsabbruch: Traurig und erleichternd zugleich. Unter: https://www.familienplanung.de/beratung/schwangerschaftsabbruch/

der-schwangerschaftsabbruch-traurig-und-erleichternd-zu-gleich/(Stand: 19. 10. 2019).

47 Vgl. Gender Med-Wiki: Das biologische Geschlecht (»Sex«). Unter: https://gendermedwiki.uni-muenster.de/mediawiki/index.php?title=Das_biologische_Geschlecht_(%E2%80%9ESex%E2%80%9C) (Stand: 19. 10. 2019).

48 Vgl. Korbik, Julia: Stand Up. Feminismus für Anfänger und Fortgeschrittene. Rogner & Bernhard 2015. S. 403.

49 Vgl. Genderdings: 4 wichtige Punkte zum Thema Geschlechterrollen. Unter: https://genderdings.de/gender/geschlechterrollen/(Stand: 19. 10. 2019).

50 Vgl. Thiele, Anja: Sexismus. In: Gender Glossar. Unter: https://gender-glossar.de/glossar/item/13-sexismus (Stand: 19. 10. 2019).

51 Vgl. Reisin, Andrej: Wie hoch ist der Gender Pay Gap wirklich? Unter: https://www.tagesschau.de/faktenfinder/inland/genderpaygap-103.html (Stand: 19. 10. 2019).

52 Vgl. Becker, Julia: Subtile Erscheinungsformen von Sexismus. In: Bundeszentrale für politische Bildung (Hg.): APUZ 8/2014 Sexismus. Unter: https://www.bpb.de/apuz/178674/subtile-erscheinungsformen-von-sexismus (Stand: 19. 10. 2019).

53 MINT ist eine Sammelbezeichnung für Mathematik, Informatik, Naturwissenschaft, Technik.

54 Vgl. Ainsworth, Claire: Sex redefined. In: Nature 518, S. 288–291. Unter: https://www.nature.com/news/sex-redefined-1.16943 (Stand: 19. 10. 2019).

55 Vgl. Genderdings: 5 wichtige Punkte zum Thema Geschlechtsidentität. Unter: www.genderdings.de/gender/geschlechtsidentitaet/(Stand: 19. 10. 2019).

56 Vgl. Bundesministerium für Familie, Senioren, Frauen und Jugend: »Situation von trans- und untersexuellen Menschen im Fokus«. Sachstandsinformationen des BMFSFJ. Begleitmaterial zur Interministeriellen Arbeitsgruppe Inter- & Transsexualität – Band 5. Berlin. S. 8 f. Unter: https://www.bmfsfj.de/blob/112092/f199e9c4b77f89d0a5aa825228384e08/imag-band-5-situation-von-trans-und-intersexuellen-menschen-data.pdf (Stand: 19. 10. 2019).

57 Vgl. Tischer, Anja: Geschlecht: dazwischen. Unter: https://www.zeit.de/gesellschaft/2014-10/intersexualitaet-geschlecht-mann-frau (Stand: 19. 10. 2019).

58 Vgl. IVIM/OII Deutschland: Kosmetische Operationen an Genitalien intergeschlechtlicher Kinder noch immer traurige Realität. Unter: https://oiigermany.org/kosmetische-operationen-an-genitalien-intergeschlechtlicher-kinder/(Stand: 19. 10. 2019).

59 Vgl. Kühne, Anja: Ohne Einwilligung operiert. Unter: https://www.tagesspiegel.de/gesellschaft/queerspiegel/intersexualitaet-ohne-einwilligung-operiert/23946560.html (Stand: 19. 10. 2019).

60 Vgl. Queer Lexikon: Trans und nichtbinär. Unter: https://queer-lexikon.net/trans/(Stand: 19. 10. 2019).

61 Vgl. Harter, Miriam: »Dieses Gesetz ist eine absolute Minimallösung«. Unter: https://www.br.de/puls/themen/leben/drittes-geschlecht-divers-kritik-102.html (Stand: 19. 10. 2019).

62 Vgl. Hansen, Sven: Transgender gesetzlich anerkannt. Unter: https://taz.de/Drittes-Geschlecht-in-Indien/!5044201/ (Stand: 19. 10. 2019).

63 Vgl. Bennholdt-Thomsen, Veronika: Muxe: das dritte Geschlecht. In: Goethe Institut (Hg.): Humboldt. Eine Publikation des Goethe Instituts. Unter: http://www.goethe.de/wis/bib/prj/hmb/the/149/de3701345.htm (Stand: 19. 10. 2019).

64 Vgl. LaGata, Carla, und Carsten Balzer: Kulturelle Alternativen zur Zweigeschlechterordnung – Vielfalt statt Universalismus. Unter: https://www.bpb.de/gesellschaft/gender/

geschlechtliche-vielfalt-trans/245271/kulturelle-alternativen-zur-zweigeschlechterordnung (Stand: 22.07.2020).

65 Vgl. Perez, Ashley: This Woman Had Her Face Photoshopped In Over 25 Countries To Examine Global Beauty Standards. Unter: https://www.buzzfeed.com/ashleyperez/global-beauty-standards (Stand: 19. 10. 2019).

66 Vgl. Duvinage, Belinda: »Männer haben mehr Ausdrucksmöglichkeiten«. Unter: https://www.wuv.de/medien/maenner_haben_mehr_ausdrucksmoeglichkeiten (Stand: 19. 10. 2019).

67 Vgl. Döveling, Katrin: Social Media und das mediatisierte Gefühl, nicht (schön) genug zu sein. Unter: https://www.derstandard.at/story/2000064263799/social-media-und-das-mediatisierte-gefuehl-nicht-schoen-genug-zu (Stand: 19. 10. 2019).

68 Vgl. Götz, Maya, und Caroline Mendel: Der Gedanke, »zu dick zu sein«, und Germany's Next Topmodel. Eine repräsentative Studie mit 6- bis 19-Jährigen. Unter: https://www.br-online.de/jugend/izi/deutsch/publikation/televizion/28_2015-1/Goetz_Mendel-Der_Gedanke_zu_dick_zu_sein.pdf (Stand: 19. 10. 2019).

69 Vgl. Bundesfachverband Essstörungen: Die Sendung Germany's Next Topmodel kann Essstörungen verstärken. Unter: https://www.bundesfachverbandessstoerungen.de/PM_Esssto-rung_und_GNTM_2015_end.pdf (Stand: 19. 10. 2019).

70 Vgl. Lüüs, Sven: Shoppen oder sparen? Unter: https://www.sueddeutsche.de/wirtschaft/sparen-kaufen-glueck-1.4248279 (Stand: 19. 10. 2019).

71 Vgl. Franz, Sophie: KURZES GLÜCK – HOHER PREIS. Unter: https://www.greenpeace.de/themen/endlager-umwelt/textilindustrie/kurzes-glueck-hoher-preis (Stand: 19. 10. 2019).

72 Vgl. Schmidt, Jörg: Was du als KiJu über die neue Psychotherapie-Richtlinie wissen solltest. Unter: https://psylife.de/magazin/psychotherapie/kiju-psychotherapie-richtlinie (Stand: 19. 10. 2019).

73 Vgl. MDR THÜRINGEN: So bekommen Sie eine Psychotherapie. Unter: https://www.mdr.de/thueringen/faq-zur-psychotherapie-100.html (Stand: 19. 10. 2019).